程云林

2013.3.5.

唤醒身体自愈的潜能

程云林◎著

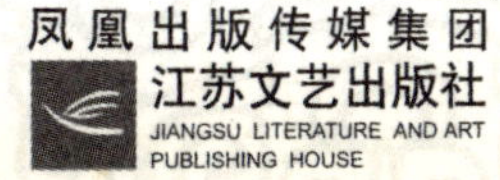

凤凰出版传媒集团
江苏文艺出版社
JIANGSU LITERATURE AND ART
PUBLISHING HOUSE

目 录

CONTENTS

结合经络在身体调节中的作用，我们可以认为：经络就是人体的信息通道。而穴位就是一个个饱含生命密码的开关，当穴位的刺激发生时，这些信息就通过经络传达给我们身体内在的那个“自我”，治疗就这样不知不觉地开始了。

可以说，中医的本质就是唤醒身体内在的自愈能力。

我常对很多朋友说，疼痛是把双刃剑，疼了就会不舒服，同时疼痛也在告诉我们一些事情正在我们的身体上发生，以引起我们的关注。另外，疼痛也是身体在抵御负面情况的发生，甚至其本身就可以为我们治疗，比如很多时候的经络痛，在痛点下工夫比什么都管用……

减肥是个系统工程，想用节食、抽脂、吃减肥药等简单甚至粗暴的方法迫使身体一下子瘦下来，显然是不现实的，也是有害的，减不好身体就成了“豆腐渣”。

>> 女人宽心就是福——妇科疾病轻松调养 /094

三阴交是妇科问题的通用穴，不论月事不调还是痛经、乳腺炎、小叶增生、子宫炎、子宫肌瘤、卵巢囊肿等，都可以通过按揉三阴交而有不同程度的改善。这个穴位就是我们女人的保护神。任何妇科问题发生时，它都会很敏感，提醒你去揉揉它。

>> 爱抚治疗儿科百病 /102

爱你的孩子，一定要记得经常爱抚他（她）！让孩子感受到你满满的爱，就是他（她）健康成长最好的动力！

>> 补身先补肾，补肾有绝招 /107

太溪，加上太溪向上两指处的复溜，补肾就可以初见成效了。复溜从字面上可以理解为“让不动的液体重新流动起来”，与太溪相对应。两个穴位每天按上三五分钟，比吃多少六味地黄丸都管用。

很多在今天看来可以接受的情境，在事发当时却对你造成了严重的伤害（通常你会很诧异当时的感受居然是那么强烈），而你却又不得不选择忘却，要不然就太痛苦了。但实际上，你并不能真的遗忘，而只是将痛苦的记忆埋藏在了意识的下面，变成潜意识的一部分。

一切生命，都只存在于呼吸之间。呼吸是生命内在最重要的“线索”。通过呼吸，意识和潜意识才可能进行有效的沟通，“内外兼修”也才可能成为现实。通过呼吸，经验、知识、聪明和灵感、直觉、智慧才能融为一体，生命才能真正走向完整。

呼吸的过程就是阴阳交替的过程。呼为阳，吸为阴。阳使释放，阴为收藏。如果我们吸纳得很深，呼出的就会很长；反之，要想有很长的呼出，就要有很深的吸入。

前言

一直都很懒。

常常有朋友听了我的课后，对我说：程老师，替我们写本书吧。我总是“好、好、好”地答应着，却迟迟没有动笔。一来确实有点忙；二来从来不敢相信自己能写出什么惊天动地的文字，何必充数呢？“市面上那么多关于健康和养生的书，缺我一本不算什么吧？”当然最主要的还是懒。就这么一直拖了下来。

直到最近，稍稍写了几篇小文章，先是放在博客上，后来又在朋友的建议下发到了天涯社区，本意只是和大家交流一下，却没想到得到了大家的厚爱，短短十天，流量超过了十万，同时很多出版机构也找上门来。特别是有一位编辑自报家门说：“程老师，我是某中医学院的硕士研究生，还在学心理学，我觉得您的东西写得真不错，特别通俗，让人喜欢看，而且没错误……”这更坚定了我要把这本书写出来的信心。

等到真正动笔时，我又头疼了，毕竟写书是一件相对严肃的事，不能像在网上发帖那么随心所欲，心里不由得就有一点小紧张。

不过，不管怎样，在很多人的鼓励下，我终于还是完成了这本小小的“处女作”。好像很多人出书时，都要很郑重地谢谢这个谢谢那个，而我这只是一本小书，我想没必要弄得太夸张。不过这本书的成形还真的得到了家人，特别是老婆和孩子们的帮助，他们是我最先的实验对象。我的小宝贝圆满，在我每次给他做完灵性按摩后，便呼呼睡去，第二天醒来后的第一件事就是跑来告诉我：爸爸，昨天睡得很舒服，从来没这么舒服过！网友们的反馈也给了我很多力量，有些案例真的多亏了他们，才使我对原先的理论有了更坚定的认识。他们的全力支持，也是我完成这本书最大的动力之一！

我从小（八个月起）跟着爷爷长大，最崇拜的人就是爷爷了。太爷爷、太奶奶是入了县志的名医，太奶奶更是出了名的大善人！可是爷爷却没有直接师承太爷爷，而是半路出家，"被逼"做了医生。那是太爷爷去世后的一天，众乡人抬着个腹胀如鼓的病人拥入家中，进门便跪："老程先生，救命！"爷爷扶起众人："很抱歉，老程先生西去了。"大家不依："老程先生去了，就请小程先生给看看吧。"爷爷坚辞，无果，只得勉强用指叩了叩病人的腹部，并判断："有脓！"众乡人不信："某大医生给看过了，说是腹水，小程先生是不是弄错了。"爷爷被激，奋而出手，将太爷爷留下的手术刀具消毒后，给病人开了刀。相传，病人淌出了三瓦钵的脓，臭出了三里地去……

病人好了以后，爷爷声名大噪，从此才走上了从医之路。

后来，爷爷也接触了西医，两相结合，在解放前做到了国民政府的上校军医，解放后更创办了南京某三甲医院，救人无数，所以在"文革"中也没遭什么罪，只是下放做了苏北某县砂轮厂的厂医，直到退休。

因为是长房长孙的缘故，爷爷最疼的就是我了。

我对爷爷最早的印象就是，骑在爷爷的脖子上，趴在爷爷已经谢了顶的头上，哼哼着："爷爷啊，难过啊……"我小时候哮喘很重。爷爷就一边哄着我，一边围着砂轮厂的围墙转圈，直到我睡着。

后来，长大了一点，我常常被爷爷的举动给吓着：农村的条件差，没有医疗器械，爷爷甚至把水果刀用纱布一裹，放在铝饭盒里，隔水一煮，就帮奶奶开了刀，记得好像是个良性的什么瘤。

再后来，回到南京，我早上一开门，门口常常就站了人，也有跪着的，恳请爷爷给看看病。他们中大部分都是在某某大医院给判了“死刑”的，而往往都能在爷爷这里“起死回生”。看着这些人好好地走出去时，爷爷那种开心的样子，至今我还能很清晰地想起来。

有一次，姑父回来，说姑姑的腹部长了个瘤，已经请九大医院的专家会诊过，不两天就要开刀了。奶奶急得在家抹眼泪，爷爷骑上自行车就去了姑姑家。没过多久，就托人捎了话来，没什么事，一个星期就好！后来才知道，姑姑的病只是炎症，有点脓，爷爷给姑姑打了一个星期的青霉素，好了。

爷爷那时候就常对我说：这世上没有治不好的病，治不好的绝大部分原因是误诊！

遗憾的是，我还没来得及真正向爷爷学点医术，爷爷就走了，连一些手抄的老医书也散失了。

所幸，我们全家的医药工作者还真不少，儿科、内科、脑外科甚至牙医都有，从事各专业的医生朋友更是不胜枚举。从我真正开始关注健康、养生观念以来，倒是从来不缺不同观点的家人、朋友相争论和切磋。当然，我特别感激的还是爷爷，如果不是从小被逼着背古文、读《黄帝内经》，我后来也不会对健康和养生产生这么大的兴趣。

再后来，奶奶被查出肾癌晚期，请某大医院的专家给开了刀，摘除了一个肾，不幸大出血，医生帮着缝合上，让我们回去准备后事，说最多只有一个月了。结果，我们全家讨论后，让奶奶每天服用超大剂量的蜂王浆和蜂胶，并配合一些自然疗法，奶奶竟然在两个月后下地了。半年后开始和以前一样，天天八圈麻将，直到六年后，呼吸衰竭而去。所以，我想，有些时候，医学也不是绝对的。

因为职业的原因，我每天都要接触很多有各种健康困扰的朋友，也常常会产生一些相关的感想，只是无处抒发。过了也就过了，最多有时候觉得有点可惜而已。后来，在大家的不断催促下，我才萌发了稍微写一点东西的念头，也才有了今天大家看到的这本小书。

最主要的是，这本书，对这个世上我最想念的人——程道生先生（爷爷）、陈如惠女士（奶奶）是一个小小的纪念。因为我知道，当下，我们好好活着，并不断地追求着，就是对他们最好的报答。

欲煉元精如何
曰宜兩手踞屈
壓一股直伸一
股左右手盡力
運片時然後扣
齒嚥液則血氣
剛强而精真固
矣

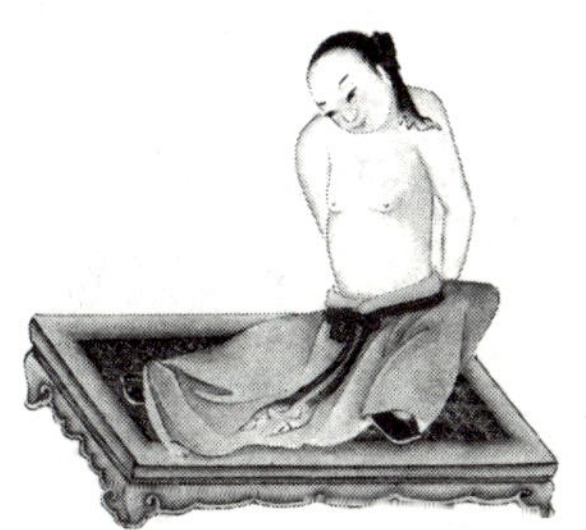

第一章

求本溯源谈健康

中医主张与疾病“和解”，身体发生了问题，先和心（思想）坐下来聊聊，看它哪里想不通，哪些地方不满意，尽量寻求它的谅解，满足它的要求。把心（君主）的工作做通了，其他系统（臣子）自然不敢有异议，于是疾病不治自愈，上下一片太平，多好！

养生无小事——从古人的枕头说起

古人总是让自己的脚暖和一点（多用热水泡脚比吃什么补药都强），而使头保持冷一点。这样就很轻松地使脚部的压力大于头部，淋巴循环更顺畅，人体的免疫能力更好，生病的概率自然也就大大降低。真是太有智慧了！

话说前几天，有一个同事跑来问我："程老师，落枕了怎么办呀？"

我告诉他，落枕一般都是睡的姿势不对，加上受点寒，就容易落枕。然后，我按压他同侧的"肩井"穴（哪边落枕按压哪边），大约两三分钟后，手一松，他的脖子就可以自由转动了。他很吃惊：这么简单？

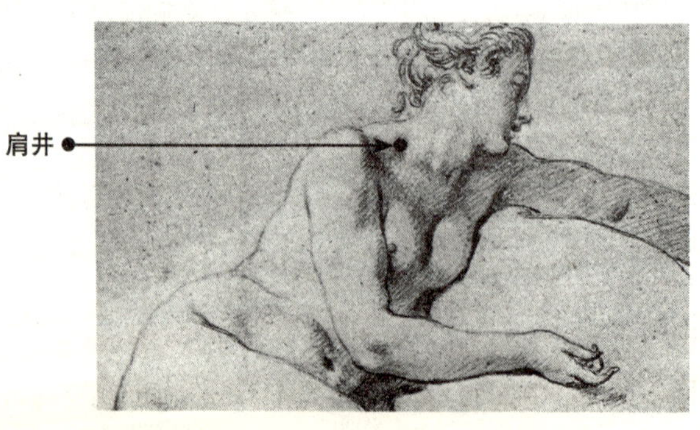

然后他告诉我，他用的枕头是如何之好，没想到还会出落枕的麻烦。

原来他以前是在一家专门卖枕头的公司工作，一直用的就是最好的那种远红外的，还可以发热的枕头。

我一听完就问他：“你是不是经常感冒啊什么的，总之小毛病不少？”他很惊讶：“程老师，真神了，你怎么知道的？”

其实很简单：大家在博物馆、文物商店看过出土的枕头，不是石头的就是玉的、瓷的或者竹子编的，多硌呀！而且都是冰凉的，就没一个看着能睡舒服的，连棉质的都没有。哪像现代人这么讲究，只要能想得到的花样，都被加诸到了枕头上：加热的、远红外的，填充茶叶、药材的，还有记忆棉、乳胶等各种材质的……真是无所不用其极。

为什么呢？是古人不喜欢舒服，一定要苦心志、劳体肤？锦衣玉食，古已有之，何苦在枕头上和自己如此过不去，连一个舒服枕头都看不到呢？

其实，这正是古人的大智慧所在！

现在的人，一谈到健康，往往离不开免疫。所以很多人一听到免疫就头疼，老生常谈，太烦！不过免疫确实对人的健康很重要。和其他重要的身体指标一样，免疫力太高了不好，太低了也不行。免疫力高了，人要过敏，要得免疫系统疾病（哮喘、红斑狼疮、风湿性疾病等）；免疫力低了，人更要生病了，感冒发烧还是小事，连艾滋病、肿瘤（癌症）都和免疫力的缺陷有关。

人体免疫最外在的防线就是皮肤。所以我在不同的场合都会对大家说：皮肤好就是身体好；年龄越大越要“臭美”；皮肤是内脏的一面镜子，皮肤有多好，血管就有多好，内脏就有多好……话虽没那么严谨，却有一定的依据。

人体的免疫器官有胸腺、淋巴结等，分布在人体的淋巴循环系统中。淋巴循环是人体除了血液循环以外最重要的循环体系之一，是决定免疫功能正常与否的重要因素。

淋巴循环和血液循环不一样，血液循环是以心脏为循环的中心，血液从心脏泵到全身，再回到心脏，完成其循环；淋巴循环则是从脚到头的。美国有位科学家曾做过一个了不起的发明：把奶嘴剪开一个小孔，连接一根管子；管子的另一头接着一个泵。在奶嘴放入嘴里时，便往外抽空气，使嘴里形成负压，脚部的压力大于头部。这样，淋巴循环便得到了改善，人体生病的概率也随之大为降低。

同样的道理，古人用的这些不舒服的枕头，也能达到平衡免疫的作用。

古人老是说，师法自然，天人合一。一座大山，是山脚的压力大还是山顶的压力大？山脚！对不对？山顶冷还是山脚冷？山顶！所以，古人总是让自己的脚暖和一点（多用热水泡脚比吃什么补药都强），而使头保持冷一点。这样就很轻松地使脚部的压力大于头部，淋巴循环更顺畅，人体的免疫能力更好，生病的概率自然也就大大降低。真是太有智慧了！

更何况，现代很多颈椎还有腰椎的问题，其实和睡觉也有很大的关联，也就是和枕头关系很大，后面再和大家慢慢聊。

有时候朋友夸我：听你一席话，胜读十年书。我要说：养生无小事，人生小小的改变，就能促成生命质量长足的飞跃。一堂健康课，多读十年书（多活个十年，多好）！诚所愿也！

【自愈录】

网友山菊花开：

我落枕好了，找了很多医生都没用，到这里一按就好了，所以我要来谢谢程老师！

另外想请教程老师，肩井这个穴位除了可以治落枕外，还有其他的妙用吗？

程云林：

肩井本属胆经，同时三焦、胃、大肠等诸经也由此处经过，实为一个四通八达的枢纽。所以才有“井”字一说。

对于痛症来说，肩井是一个十分重要的穴位。上文所说的落枕还有日常的头痛甚至牙痛，都可以通过按压肩井来减轻甚至消除症状。一般都是按压患处同侧的肩井穴，持续三分钟左右即可。

更为重要的是，肩井对乳腺问题的治疗效果非常明显！胆经循行的位置正好绕乳腺一周，所以小叶增生、乳房胀痛的女士，一般肩井也会痛不可触。这时只要经常揉揉肩井，直至肩井的疼痛减轻了，这些乳腺的问题也就应手而解了。

淋巴结核也可以通过揉肩井来得到有效的缓解。总之，肩井可以很好地解决所经经络上的很多问题，请大家在日常生活中慢慢地去感受它。

网友想养只猫：

我按照程老师说的方法调整了睡眠姿势，效果真的很好，非常感谢程老师！

我的颈椎大概从十几年前就开始有毛病了，平时只是酸痛，去年时有一阵非常的严重，简直都不敢躺下睡觉了，每次一起床脖子都像要断了似的。太痛苦了。

找了个小矿泉水瓶（灌满水），又找了个侧身枕着能保持脊柱水平的枕头，睡了两天，起床时颈椎再没那么疼了，我甚至期望长期睡眠可以让我的颈椎恢复健康。呵呵，连我的牙肿都恢复了一些。

太感谢程老师了，对您的医者仁心充满了敬意。

网友 jmks888：

程老师您好，我妈妈有多年的类风湿，现在病情较稳定，但每年都会有皮肤瘙痒，用手一挠就会有一大片凸起。去医院看过，有的说是荨麻疹，有的说是皮炎疹，请教下程老师这到底是怎么回事呢？

程老师：

风湿类风湿都是人自身免疫不正常造成的。不明原因的皮肤病变也是这样。请让妈妈每天在心包经上下工夫，或有帮助。

在很多时候，血液有能力帮我们把危害我们健康的坏东西赶出体外，之所以免疫会出问题，一定是血液系统有点问题了。如果有条件，可以去拔罐，再加刺血就更好了，把淤血放掉，新鲜血液就能自己帮您的身体治疗了。

网友 David：

程老师，您好！我有个侄女 14 岁了，年前被诊断出患有系统性红斑狼疮症，目前以吃激素为主，从中医的角度来看，应该怎么调理比较好？谢谢！

程云林：

您好！请在心包经上多下工夫，有条件的话，刮刮痧最好了。调节了免疫，身体就有能力去帮助解决问题了。激素真的要当心，能少用就少用。

重要的是“健康”，而不是“病”

“健康”比“疾病”更重要。我们应该更重视刺上的“玫瑰”，而非玫瑰上的“刺”，这样我们的生命才能拥有真正的春天，生活才能随时随地散发出动人的芬芳。

不记得是去听哪位成功学讲师的课了，只见老师一边在白板上板书，一边慷慨激昂地阐述：

“3×6=18，对不对？”

“对！”整齐的回答震天响。

“9+9=18、7+11=18、2+16=18……”老师并不回头，一路写下去。

“8+10=18、6+12=18、4+14=18、5+13=18……3+15=18、1+18=18……”

“老师，错了，错了！”

“1+17=18，老师，写错了！”

“……不对呀！”

老师回过头来，只是微笑地看着大家，由着他们七嘴八舌地讨论着，直到课堂重新恢复安静。

“大家看到没有，前面有那么多对的，我们感觉理所当然，只有这一处错了，大家立刻把注意力集中过来了。这就是我们在日常生活中的惯性，总是把注意力集中在有限的、错误的、不好的方面，却忽视了那些正确的、对我们有着重要影响的、好的方面……”

其实，我们对待身体又何尝不是如此。只要一谈到健康，谈到养生，很多人首先想到的就是“病”。

难道，维持身体健康的状态不比“治病”来得重要得多吗？

难怪《旧唐书》中有这样的记载：

兄弟三人，皆行医。

兄弟三人中，以老三的名望最高，大家都愿意到他那儿去看病，用门庭若市来形容一点都不过分。很多病人被抬着来看病，没多久，都很感激地走回去了。只有一小部分实在等不及的病患或者并非危急的病人才去老二那看病，当然病人比老三那儿少多了。老大的诊室前则可以用冷清或者门可罗雀来形容，几乎没有危重病人去他那看病。

有一次，一位高人带着他的弟子分别拜访了这兄弟三人，回到住处，高人问弟子：你看这兄弟三个哪一位医术最高？哪个最差？弟子不假思索，脱口而出：“当然是老三的医术最高。那么多危急的重病号，在老三的治疗下都收到了起死回生的效果，这不是一般人能做到的。所以，老三的医术肯定是最高的吧？老二就差了点，也没什么重病号找他，我看随便哪个医生都能应付。老大最差，治的都是些鸡毛蒜皮的小毛病，难怪没人信他，没把他饿死就算好的了。”

高人连连摇手：“大谬！大谬！如果把医家分为上工、中工和下工，老大应该当之无愧地被称做‘上工’，他的治疗不着痕迹，在人家的疾病还没有成形的时候，就使之消弥于无形，不致发展成危重疾病，这种功力，不是一般医生能够达到的。老二就稍微差一些了，在病人疾病成形以后，能够适时地进行有效的治疗，使其不至于向更加危急的阶段发展,这样的医生被称做‘中工’是没问题的。老三最差,只能被称做‘下工’,那么多的危重病人被他救治过来,看起来是救人无数,可是在疾病根本没有发展到这种程度的时候,不去发现它、治疗它,等到疾病变得非常严重时才出手救急,岂不是‘劳命伤财’?”

当然,故事的片面性是难免的。以病人的危急程度和病人数量的多寡来分辨医生的好坏,确实不一定准确,毕竟这世上的绝大部分人都是讳疾忌医的,不到疾病成形就去找医生的还是太少,而一旦疾病稍一成形或者被发现已成危重的病人又对医生言听计从,依赖医生的只言片语,恨不能把自己完全托付给医生的人怕是不在少数吧?!

不过,这个故事还是教会了我们一个道理,那就是“健康”比“疾病”更重要。我们应该更重视刺上的“玫瑰”,而非玫瑰上的“刺”,这样我们的生命才能拥有真正的春天,生活才能随时随地散发出动人的芬芳。

【自愈录】

网友 jackyatou:

程老师,我体质有点弱,消瘦体寒,一年四季体温都比常人的低,大多数时候都手脚冰凉。冬天特别怕冷,感觉一冻就透了,好半天才能缓过来;夏天又怕热,闷热的时候觉得呼吸都困难,而且皮肤很敏感,对雾尘和粉尘都过敏。不喜欢吃荤的食物,喜欢吃清淡的素食,水果和蔬菜吃得还可以。现在工作了,生活习惯也规律了,早睡早起,早晚都喝蜂蜜水,感觉身体比以前通畅多了,但还是怕热怕冷的,我想改善一下这样的体质,请程老师多多建议。

程云林：

您好！未雨绸缪，您对健康的态度很值得提倡！您的体质较弱，消瘦体寒，请在平常的食物中，加入偏暖的食材，如姜啊什么的，还有补充气血很重要，多多关注自己的脾经和心包经，常常按摩，坚持一段时间，自然就会好很多了。

西医“以毒攻毒”，中医“不攻自破”

中西医最大的区别就在这：西医认为身体就是身体，与感受无关，与情绪无关，与思想无关。身体的病就从身体下手，以针对性的思维来治疗。中医则把人当做活的人来看，把身体和思想看做人的一体两面，心（思想）有问题了，身体不可避免就会发生问题，相反，把心的问题解决了，其他系统的问题也就迎刃而解了。

中医与西医对待疾病的态度有着天壤之别。

就拿现代医学中比较普遍的诊断手段——理化检测为例。这其中有一个重要的检测指标：血糖。

打个比方。比如我们的血液是一杯水，满满一杯。在正常的生理活动中，血液内是一定要有些糖的，如果没有或者过低、过高，人就会产生很多不适，患上糖尿病、低血糖等各种疾病，甚至威胁到生命安全。这是大家都知道的。

现在，假设这些糖在这杯“水”中的比例是正常的。这一天，家里难得来了几位重要的客人，以中国人的传统，吃好一点、多喝一点是再正常不过的了。特别值得关注的是饭桌上那道东坡肘子，烧得实在太好了，肥而不腻，入口即化，不由得多伸了几次筷子。

第二天，客人走了，菜没吃完，倒掉好像又太可惜了，毕竟，节约是一种美德嘛，加加油，把剩下的大鱼大肉全装进肚子里。

恰逢这几天有点劳累，肠胃的负担也重了些，好像不是太舒服，赶紧去医院查查看，是不是生病了？

检查结果一出来，不得了！血糖高了！糖尿病？自己和家人还没反应过来，医生发话了，打胰岛素。最少，也得口服降糖药。看看病床空不空，空的话算你运气好，留院治疗，稳定了再走。

身体内真实的情况是怎样的呢？

血液内血糖的绝对值可能根本没变，只是因为短时间内大量摄入脂肪，而人体的脂肪代谢能力有限，不能将之全部代谢为身体的能量，只好把多余的脂肪存放到身体各处，包括血管内，进入血液。这些脂肪进入血液，占了一个相当的比例。等于在前面比方的那杯水里，换入一定比例的油（脂肪），剩下的水必然减少了，再用原来的糖与之相比，结果怎么样？可想而知，这时候血糖的相对值肯定不可避免地增高了，也就是医生判定为“糖尿病”的唯一依据——血糖值增高了。

于是二话不说，开始吃降糖药。

降糖药一落肚，胰岛很迷茫：怎么有人帮忙把身体里的糖转化了？那胰岛素还要不要分泌那么多呢？

没多久，胰腺得出了结论：真的有帮助转化糖的激素进入体内了，可以休息休息，少分泌点胰岛素了。

然后，身体开始依赖外源性的胰岛素，患者真的成了糖尿病人。这种由假性糖尿病转化为真性糖尿病的例子可谓数不胜数！

中医的理解则完全不同。

历史上有记载的类似糖尿病的例子，最早来自于司马相如。

卓文君和司马相如的爱情故事被传唱了上千年，大家肯定不会陌生。

传说有一天，卓文君正在洗衣服，忽然发现丢弃在木盒边的司马相如的内裤上爬满了蚂蚁，裆部尤甚。卓文君很奇怪，用手指擦了擦司马相如的内裤，放在嘴边一尝：甜的（尿糖高）。

卓文君感觉不对劲，急忙请了大夫来给司马相如看看。大夫诊断为“果木消”（消渴症）。

然后，大夫让司马相如停了最爱吃的水果，开了补肝、肾的药，要求坚持服用。一段时间以后，司马相如的内裤再也不招蚂蚁了。

这就是历史上最早的关于“消渴症”（中医中最接近糖尿病的病症）的记载。

中医把消渴症分为三消：心、肺问题引起的，是上消，患者口渴而多饮；脾、胃问题引起的，是中消，患者善食而多积；肝、肾问题引起的，是下消，患者尿多如脂。

理解的不同，治疗的方向、途径、结果完全不同；理解的不同，养生、保健的思路、方式和结果也完全不同。但是他们之间并没有截然的优劣之分，我们要做的只是选择，选择适合你我身体的，才是最重要的！

每一种医学模式的形成和发展都有其特定的环境。并因其理解的差别，形成不同的治疗思想和结果。每种不同的思维模式，发展出不同的医学模式。只有在深刻理解其思维模式的基础上，才能对其是否真的适合“我”作出准确的判断。虽然有不少朋友向我表达过想学点中医，我却从来不以为意。原因是，我认为，作为一个普通人，如果仅从健康的角度，完全不用真的去学医。

而对选择来说，最重要的是对对象的了解。基于对健康的关注，我们不必真的去学医，对各种医学思维的了解却是必不可少的。

西医——科学严谨，“以毒攻毒”

西医是以严谨的逻辑思维为基础的医学体系。它是针对身体和疾病进行的大量的基础研究，以症状或者说是以指标为依据，在实验的基础上建立起来的医学体系。

西医对传染性疾病的控制、外伤的处理和器官移植还有包括基因研究在内的很多基础研究等，为人类的健康作出了不可磨灭的贡献！

在英文里，医生和博士是同一个词，“Doctor”，学识渊博者也。

以最简单的外伤为例，现代医学认为要注意的有两点：破伤风和厌氧菌感染。也就是说，在普通外伤发生时，注射破伤风疫苗和保持伤口开放，外伤就可以得到自我的修复。尤其是伤口开放很重要，有的人就是因为对这一点不了解，自己用药膏把伤口抹上，或者在消炎后用纱布将伤口包扎好。殊不知，对于厌氧菌来说，最好的药膏也比不上把伤口暴露在空气中，这些菌接触了氧就 Game Over 了。这样伤口自己就可以很好地愈合了。当然，若伤口太大的话，缝合也是很必要的。

就这么简单的处理手段和结果，也是建立在大量的实验的基础上，再经过归纳推演才最终应用在常规医疗上。当然，如果一个医生连这么简单的处理都不清楚的话，确实愧对“Doctor”这一神圣的称谓。

再就疼痛来说，人体有一个阈值，打个比方，正常阈值是 5，当我们因为各种原因，或者就是直接的外部碰撞，给我们身体的刺激超过了正常阈值 5，比如是 6，神经把这一刺激传达给我们的大脑，我们就觉得疼了。

经过大量的研究和实验，证实有些合成药品可以提高人体的阈值。阈值一提高到超过刺激的强度，比如 8，大于刺激造成的 6，疼痛的感觉就消失了。再经过毒理实验、药理实验、动物实验、人体试验和临床试验，证实该药对人的肠胃和血管有损伤，但是短期使用人体还是能承受的。为了止痛，在没有更新、更低副作用的药物被研究出来之前，权衡的结果，还是将该药推向了大众。比如“百服宁”等。

在一般人的眼里，西医和化学、物理是密不可分的。我记得小时候，但凡科普读物上画的医学工作者都是在摆弄些瓶瓶罐罐，还有的比化学家多个听筒和白口罩……真的非常具有科学家的范儿。确实如此，西医对人体的组织、器官、细胞甚至基因进行了广泛、深入的研究，通过解剖和实验，建立了科学严谨的医学体系。遗憾的是，西医研究的对象是“尸体”（解剖），基础理论是以对抗治疗为出发点，确实在不少方面具有无法弥补的缺点。

例如，现代人常用于对抗各种细菌、真菌和病毒感染的抗生素，虽然确实具有救死之效，但也很容易留下无穷的后患。因为，各种各样的细菌、真菌和病毒，在抗生素的作用下，绝大部分被杀死了，残留下来的就继续繁殖，并发展出越来越强的对付这种抗生素的能力。当它们卷土重来的时候，我们又用同样的抗生素，结果发现效果没那么强了。于是，加上新的抗生素，绝大部分细菌、真菌和病毒被杀灭，生命力特别强的极个别个体又开始繁殖，并发展出更强的对抗抗生素的能力……长此以往，这些危害人类健康的微生物越来越强大，对人体的威胁也就越来越大，禽流感、甲流等就是最明显的例证。

中医——身心合一，“不攻自破”

了解中医的思维模式，可以从了解汉字开始。

汉字看似简单，实则是最有内涵的文字。每一个字都有其独特的内容。

以两个字为例：“治”和“病”。

治，治理、管理的意思。《史记·夏本纪》说：“尧求能治水者。”

如果仅仅是为了对付水患，完全不用求贤，造堤好了，把它围起来，水涨多高，堤建更高，看它还如何猖狂？哪用尧求贤若渴？这就牵涉到思维模式的问题了。与西方人“战胜自然”的观念不同，中国人更注重与自然和谐相处，即“天人合一”是也。在中医也是一样，“治”

绝不是为了对付疾病，而是为了更好地管理身体，使之保持各种状态的自然平衡。

就像四两拨千斤的太极拳在中国产生绝不是空穴来风，而是根植于中国传统文化和思想的产物。

现代人大多只是把文字当做工具来用，已经很少有人有兴趣去探索文字的内涵了。对待西方文字，这是无可厚非的；对待中文，却是太可惜了。

正好最近，表姐带着她从小在英国长大的女儿回来，小姑娘虽然一口流利的中文，却明显很难理解中国人的思维，常常茫然地对她妈妈说：中国不好玩，除了坏舅舅（我），说话都没意思。

因为这次回来的时间长，表姐便让我这外甥女学着写中文（她只会说，不会写）。这天，她正照着学前识字本在家里学写字，当她写到“水”字时，我趁机和她聊了起来：

“水”这个字很简单吧？但你知道在古代水是怎么写的吗？对了，和现在写得很像，不过是画出来的，像这样，“氺”。这个可有意思啦，在中国古代的学问里（《易经》），水为坎卦，是这样的，“☵”，是不是很像把画出来的那个“水”字横过来的样子呢？

我们会觉得水是至阴之物，为什么表示水的坎卦会用两个阴爻“— —”，中间夹一个阳爻“——”？这不是很奇怪吗？

其实我们可以这样想。如果水不流动，就会发臭，会腐，对不对？而要水保持动的状态，落差只是最浅显的动力，它的内在动力一定是太阳，太阳将水蒸腾，到了空中，遇到寒，再凝结成水，落到地面，循环往复，水才在真正的意义上变成活水，才能对动植物的生长提供生命的源泉，才有其真正的用途。所以，是“阳使之动”，代表水的坎卦一定是我们看到的这样（以阳为内，阴为表）。

水字也一定要写成现在这个样子才有道理。

外甥女居然听懂了，学习中文的兴趣大增。她还对我说，在英文里，

“Water”就没什么意思，只是区别于其他字（单词）的符号罢了。

著名红学家周汝昌先生在谈到传统文化的精妙处时，说“咬文嚼字”是中国文化的最高境界；还有，汉字是人类最高智慧的结晶。

那我们来嚼一嚼“病”这个字，就知道什么是中医的根本了。

“病”字是由“疒”字头和声部“丙”组成的。在小篆里，写作“病”，除去声部“丙”，就像一个人倚靠在床上的样子，生病了，可不就要躺在床上了？真的是很形象。在甲骨文里，干脆连这个象形的形部也没有了，直接是个“丙”（丙）字。

为什么代表声音的“丙”在“病”字里这么重要？为什么不用其他字代替呢？我们知道中医开药叫开“方”，“丙”用在这一定和方有关（丙本身就代表南方），什么方呢？《易经·系辞》曰：“方以类聚，物以群分，吉凶生矣。”也就是说，方是用来“聚类”的，聚集同类的意思。在中国传统文化里，东方、甲、乙、木属一类；南方、丙、丁、火属一类；西方、庚、辛、金属一类；北方、壬、癸、水属一类；中央、戊、己、土属一类。金木水火土又对应于肺肝心肾脾。

聚类做什么用呢？有一句话，很多接触过中医的人都听过，“热者寒之，寒者热之”。比如“热”导致的疾病，这个使人生病的因素在南方，怎么办呢？中医就模拟能够与之相衡的“方”来平衡，“热者寒之”，北方来了，南方相比较就没那么严重了，平衡了。就像跷跷板一样，一个小朋友坐在一边，它不平衡，再来个体重相当的小朋友坐在另一边，就平衡了，就“活”起来了。生命亦如是。动是生命的本质，平衡使之动，失去平衡的趋势就是从动走向不动，完全的不动就离死不远了。

中医的境界，即是利用药物、针灸、按摩等各种手段，模拟出不同的“方”，来使身体保持或恢复平衡的状态（健康的状态）。

从这一点上来说，中医的思维要远远领先于其他任何医学模式。

但是，既然“甲、乙、丙、丁、戊、己、庚、辛、壬、癸”（十天干）

都有“方”的内涵，为何先民要独取“丙”字来表达身体失衡的状态呢？

细细一琢磨，才发现，用“丙”字别有深意。

“丙”在十天干里属南方，属火，属心。《黄帝内经》的《素问·灵兰秘典论》曰：“心者君主之官，神明出焉。”在谈完十二官各自的作用后又专门谈起君主之官的意义：“凡此十二官者，不得相失也。故主明则下安，以此养生则寿，殁世不殆，以为天下则大昌。主不明则十二官危，使道闭塞而不通，形乃大伤，以此养生则殃，以为天下者，其宗大危，戒之戒之。”

从这里我们可以知道，南方、火、心是主宰身体健康的关键。

在中医的系统里，五脏（心肝脾肺肾）对应金木水火土。金、木、水、土，都是形而下的，是有形的。只有火是形而上的，是无形的。奇怪吧？就算心为五脏之君，也不必用无形的火来和其他各脏器相区别呀？

可能有人也注意到了，在中医里，有一个重要的系统是没有被提及的，那就是“大脑”。而以现代的观点来看，大脑才是真正主管形而上的，思想、情绪、记忆、感受等这些无形的东西都由大脑来掌管。

原来，中医意义上的“五脏”，并非我们平常理解的五个器官或者五个脏器，而是五个系统。大脑所掌管的思想、情绪这些内容就分布在五个系统中，尤以心为代表，我们有时候会说“伤心”、“痛心”、“心思”等，都来源于我们传统文化对心这个形而上系统的理解。这样，用形而上的“火”来表心就没有任何疑义了。“心者君主之官，神明出焉”，也就不显得突兀了。

说到这，我们就知道了，原来，中西医最大的区别就在这：西医认为身体就是身体，与感受无关，与情绪无关，与思想无关。身体的病就从身体下手，以针对性的思维来治疗。中医则把人当做活的人来看，把身体和思想看做人的一体两面，心（思想）有问题了，身体不可避免就会发生问题，相反，把心的问题解决了，其他系统的问题也就迎刃而解了。

换句话说，中医主张与疾病“和解”，身体发生了问题，先和心（思想）坐下来聊聊，看它哪里想不通，哪些地方不满意，尽量寻求它的谅解，满足它的要求。把心（君主）的工作做通了，其他系统（臣子）自然不敢有异议，于是疾病不治自愈，上下一片太平，多好！

这就是中医的最根本处。如果说西医擅长“以毒攻毒”，那么中医擅长的就是“不攻自破”。不以“武力”相对抗，而是“以德服人”，让身体自己治愈自己的疾病。毫无疑问，这种潜移默化的治病方式虽然可能见效稍慢，但却是最安全，也是最治标又治本的。

这也是所有以修复人体“自愈力”为核心的医学系统的魅力所在。

健康，关键在于唤醒身体自愈的潜能！

只要能唤醒人体自愈力的疗法，都是好疗法

关于自愈，简单地说，就是身体自我调节、自我治疗，使之恢复健康或相对健康的状态。

除了中医以外，世界上还有不少医学系统也是从唤醒人体自愈力的角度出发的，比如西方自然医学的集大成者——顺势疗法（或称同类疗法）。它的定义简单而明确，“同样的物质能引起疾病，也能治愈疾病”。

和现代医学（西医）与疾病斗争或对抗的观念相左的是，顺势疗法更加强调人体的自愈能力。早在公元前5世纪，希氏（Hippocrates）及他的学校就对相似疗法有系统记录。从那时候起，就知道所谓类似以毒攻毒的治疗方式，举例来说：White hellebore（白藜芦）是能引起霍乱、造成下痢的有毒物质，也被成功地用来治疗霍乱；Cantharide tincture（斑蝥町）是能引起囊肿及血尿的有毒物质，也可以少量药剂来治疗囊肿……经历了几世纪，许多医生们亦有相同的看法，但他们并未将之付诸实践或作一结论。直到18世纪末（约1790年），德国一位名叫Samuel Christian Hahnemann（萨姆耳·翰尼曼）的医生、毒物学家，

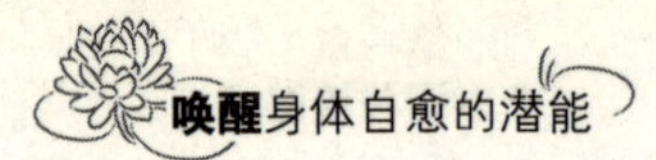

才把这一问题作进一步诠释。他注意到金鸡纳可以让人产生和疟疾相似的症状，而金鸡纳同时也是被广泛用于治疗疟疾的药物。因此提出一个假设，金鸡纳之所以能够用来治疗疟疾，是不是因为它可以让健康的人体产生疟疾的症状?

顺势疗法包含了四大基本原则：1. 相似法则，病人的症状和选用的顺势药物使用在健康人体实验上所产生的症状有相似性；2. 药物试验，以健康人体进行药物试验，观察药物可以产生哪些症状；3. 单一药方，选用最类似病人所有症状的顺势药物来进行治疗；4. 药力强度，使用大剂量的药物会使病人的病情加剧，所以必须将药物的剂量降低，而这个降低药物浓度的制作流程被命名为“药力强度（Potency）”。

传说，萨姆耳·翰尼曼每次驾车出去看诊时，总是最后看诊的那位病人最快痊愈。从而意外发现马车长时间的摇晃震荡可以加强药力的强度，因此产生了翰尼曼医生建立的标准化的药物稀释震荡程序（药力强度）。

常见的顺势疗法的药物有30X或30C。30X就是以1:10（一般用水）的比例稀释30次，30C为以:100的比例稀释30次。也就是说，药物分子在比海水还多的水里，几乎可以忽略不计（或者说是物质不存在）。保留的只是药物震荡过程中的能量。

这是科学家们所无法忍受的。用“无”来治病，太违背常识了。

很多质疑顺势疗法的人认为顺势疗法是中世纪炼金法术的一种孑遗。顺势疗法所宣称的作用主要来自于心理暗示所产生的效应。

同时理论上认为，顺势疗法可以增加人体的自我调节与防御能力，也就是通常所说的自愈力，因此不管是急性或是慢性疾病都有很好的治疗效果。虽然有人说顺势疗法使用的顺势药物是安慰剂，但因为它也能对动物和失去知觉的人产生疗效，证明顺势药物并不仅仅是安慰剂。在欧洲地区，尤其是奥地利，有许多的兽医使用顺势疗法为动物进行医疗。

顺势疗法的无副作用（药物几乎不存在）使之成为当今欧洲最常被用来替代西医的另一种疗法，并且每年以20%的速度在发展，远高于平均药品工业的成长速度。

其他还有刺血疗法、割脂疗法、花精疗法、整脊、拉筋等各种独立体系的治疗手段，以及应用于与人类生活有直接关系的物质或方法，如食物、空气、水、阳光、体操、睡眠、积极的精神因素等，来保持和恢复健康的各种自然疗法，都是以朴素的自然疗愈思想为基础，期望发展人体的自愈能力，而达到维持身体健康的目的。

甚至在今天的欧洲（或者说除了中国的其他地区），西医也在寻求人体自愈的办法。比如，感冒发烧，现在国外的很多医生都会建议患者除非特别严重或者时间太长，一般不要退烧，留待身体自己去把感冒病毒杀灭（恰逢国外的朋友在我写这本书的时候来玩，谈到这个现象时，他们很奇怪中国的医院为什么不这样做）。

一个不争的事实是，“现代医学治疗患者疾病的能力只在20%左右……剩下的80%明知不能治疗，但假装能治疗，只是做做样子……以此浪费的医疗费真是个天文数字。”医学博士、《脑内革命》的作者，春山茂雄如是说。“不要太依赖于医生，如果有治病率超过30%的医生，那他就属于名医。”

曾经听美国的一名医学博士在演讲中说道：“中世纪大疫病（瘟疫、黑死病）席卷欧洲的时候，人们死亡更多的原因，是因为治疗这些病所使用的药物。如果不去治疗，也许减少了一半的死亡人数——实在是叫人痛心的事情。”

与疾病对抗的愚公移山的精神是好的，遗憾的是，身体是个太复杂、太精密、太神奇的系统，对它的了解也许永远没有尽头（老天在造人的时候好像忘了给我们配发一本维修手册）。而且它还有点不知好歹，并不因为你在给它治病就迁就你同时给它造成的伤害。相反，它还会在尽可能的范围内，用你给它造成的伤害报复你。

只有身体自愈的能力能够解救我们

我们在这里，可以假设身体内有一个内在的自我，否则就没法解释为什么我们很多身体机能的调节和运作都是自动自发地完成，即使我们想让其停止都不可能。比如心跳，比如神经的运作，比如免疫的调节，比如莫名其妙的情感……而自愈的根本一定是身体内在的自我愿意开展自动自发的疗愈，所有的手段都只是为了沟通。对身体自愈能力的干预是愚蠢的，内在的自我会在最适当的时候作出最有利于我们身体的内在治疗。

无论任何医学模式，只要它是以唤醒身体自身的自愈能力为出发点，都一定是最好的。我们对这个问题达成共识后，就有很多学问可以给我们提供帮助：中医可以帮助我们，一切自然医学也可以帮助我们，就连西医也可以给我们提供帮助，心理学也可以为我们的生理治疗提供帮助……只要我们坚信：我的身体永远愿意让自己保持在最佳状态！

【自愈录】

网友泪雨烟：

程老师，我想帮我妈妈问个问题：没有胆囊了，还能敲胆经不？谢谢！

程云林：

中医的概念和很多人理解的是有出入的，比如中医中所说的心、肝、脾、肺、肾并不只是在器官的层面，而是具有同样或近似特征的系统的概念，要不然，大家很快就会发现一个事实：中医不讲脑。那不是太可怕了吗？

所以，不是胆囊的问题，为整个肝胆功能着想，胆经是要敲的！

网友保尔：

我也相信自身免疫力是健康的关键，最反对滥用抗生素。敢问程老师：

1. 前段时间听说眼保健操不但不会保护视力，还会损害视力，不知程老师以为如何？通过穴位按摩能否保护甚至改善视力呢？

2. 颈椎病如何保养康复？

3. 长期失眠且睡眠质量差，应该怎样改善睡眠？

望程老师不吝赐教，小弟谢过！

网友 clean：

我和上面这位的问题一样，还想请教如果长期口腔溃疡怎么办？谢谢！

程云林：

答复两位：

1. 眼保健操总的来说是好处多过坏处。之所以有不同的说法，只是各人的理解不同罢了，不必太过介意。通过穴位按摩确实能保护视力！只是"肝开窍于目"，眼睛的问题找肝经解决，你们觉得是不是会好一点呢？眼发花，模糊，就要按揉太冲穴和行间穴。不是太重的假性近视可以用红枣和黑豆熬粥喝。每天用点时间向远处眺望，看得越远越好。还有，我知道国外有用每天观看 4D 电影来改善视力的方法，遗憾的是在国内无法普及。

2. 颈椎病最好能调整颈椎复位啦。如果做不到的话，可以让患者趴着，您一只手掌按在他（她）的颈椎痛的地方，另一只手拇指按他（她）的尾骨尖。

还有就是可以请人刮刮痧：①后发际；②肩颈部；③脊椎（督脉），从大椎穴到腰部的肾俞穴；④合谷、外关；⑤膝内上侧的血海；⑥足三里。

3. 失眠的成因比较复杂，没有其他症状相对照还真不好说。最简单的解决方法当然是自我催眠咯。

4. 口腔溃疡和胃溃疡、十二指肠溃疡还有痔疮都与幽门螺旋杆菌的感染有关，而且有可能通过唾液传染，所以我一般会建议患者与家人分食。幽门螺旋杆菌对绝大多数抗生素不敏感，也就是治疗效果不明显。不过，苏联科学家证实蜂胶对它的杀灭消果不错，可以一试。

网友坚定坚持：

请教程老师，对付慢性湿疹有没有什么好办法？我一沾到雨水小腿就会起红块，夏天时红块中间还会有小疱疹。

程云林：

您所说的好像不是慢性湿疹，而是类似过敏的表现。是您的免疫过高，身体对本身无害的物质产生过激反应所致。建议每天揉心包经、意念按摩檀中穴、按压昆仑穴（详见后面减肥的文章），反正是以增加免疫为要。

再试试去医院以抗过敏的思路治治看。

很多时候，不是疾病无法治疗，是我们的理解有问题。我爷爷在我小的时候就常对我说：天下没有治不了的病，很多疾病无法治愈的根本原因是“误诊”！

网友参差烟树：

程老师，我咨询您一下，我从小就有哮喘，秋天会比较严重，累了胸部偶尔有哮鸣声，但是歇会儿就没事了。好像临近秋天，鼻炎也会犯，就是一直流鼻涕。请问我这个情况应该做什么运动啊，比如按摩什么穴位改善？

程云林：

肺的问题比较难办，得结合身体整体的情况来看了。

医书讲究“肺为娇藏，最忌攻伐”，西医也说“内科不治喘”，意思就是针对肺部问题，无论如何别去对付它，否则最容易引起迁延不愈。所以，我建议您把它先放一放，把身体整体调节好了，哮喘自然就好了。犯的时候揉揉鱼际试试，或许有帮助（包括鼻炎），其他穴位就暂时放一放。最好别吃药。

症状不是我们的敌人

我们的身体有一个能力，在我们发生问题时，随时准备帮助我们解决它，而这个解决的过程往往会引起身体的不适（生病时的绝大部分症状都是这个原因），或者要通过恰当的方式告诉我们（有些症状就是通知性的症状）。我们又往往误会了身体的语言，与它对抗，使问题越变越大。

今天，接了孩子放学，路上，听一位年轻的妈妈抱着自己三四岁的宝宝，在和她的朋友聊天：

“现在的医院收费不得了，才给孩子挂了两天水，就要四百多……”

“真的？儿童医院吗？”

“可不！现在孩子真的不能生病……一点感冒就要挂水……”

……

真想回过头去告诉她，孩子感冒，其实可以不去医院的。又怕太冒失，反而吓着别人。回来后，一直想着这事，如鲠在喉。且不说挂水、吃药既花钱又牵扯精力，我想任何正直的医生都会告诉你，抗生素的使用，只能不得已而为之，千万不可把它当成灵丹妙药，否则就等于在人为地制造更顽强的细菌、更严重的疾病，比如非典、甲流、禽流感等。这些人为原因造成的疾病，总有一天会无药可救，要了我们卑贱的（因为我们自己都不珍惜）生命。

我常常对很多人说的人们在“制造疾病”，就含有这方面的意思。

好在，我们还有一个强大的武器是任何疾病都无法抗衡的：我们的爱心！只有爱才没那么急功近利；只有爱才能让我们倾听身体的声音；只有爱才能让我们静下心来领会“无欲则刚”的道理；只有爱才能让我们停下对抗，留出自愈的空间……

因为，爱是这世上最强大的力量。有力量的人从不需要通过对抗来证明自己的力量。

大家一定要记住，症状不是我们的敌人！美国国立医学研究机构曾发出建议：发烧在一个星期之内的，原则上不建议退烧。因为，感冒病毒最怕热，在高热的环境下，感冒病毒无法繁殖，并会自然凋亡。药物或者挂水只是减轻了症状，治疗是我们的身体自己完成的。如果过早人为降低温度，表面上看是减轻了症状，身体暂时舒服了，很多病毒却存活了下来，并潜伏到身体里，随时准备再次乘“虚”而入，对身体造成新的、更严重的伤害。这一定不是你想要的吧？

我们的身体有一个能力，在我们发生问题时，随时准备帮助我们解决它，而这个解决的过程往往会引起身体的不适（生病时的绝大部分症状都是这个原因），或者要通过恰当的方式告诉我们（有些症状就是通知性的症状）。我们又往往误会了身体的语言，与它对抗，使问题越变越大。

颈椎有问题的人，脖子上的肌肉会变得有些僵硬。为什么呢？为了让颈椎保持在相对合理的位置，别太过错位！当然，熟悉解剖的人都知道，颈椎里有大的动脉血管和静脉血管通过，颈椎的错位会使血管被压迫。就像我们在静脉注射时，医生为了找到血管，会用皮筋绑住手臂一样，血管一被压迫，就会肿胀，然后在颅内压迫神经（大脑里十二对脑神经都与这些血管相邻）。头痛、头晕、咽干、鼻炎、视力下降、听力下降……这些通知性的症状就出现了。有的人为了舒服些，常常会采取热敷颈椎的方法，殊不知这有多危险！

我在一次讲座中谈到这个问题，有个阿姨眼圈马上就红了：老妈妈就是因此而去世的。原来，老妈妈有严重的颈椎病，第一天就用了个热水袋，敷在脖子下面，第二天，就走了。

多可惜！

还有，很多时候，经络痛（疼痛发生在经络循行的部位）就是因为经络不通，气血在努力地冲过去，只要按摩痛点，或者与其相生或相克的经络的相关穴位（一般也会痛或特别敏感），一般就能解决，很多人却借助外力（比如止痛药）来与之对抗，结果迁延不愈，岂不可悲？！

有的时候，拉肚子只是你的身体在能力允许的情况下排除身体的垃圾，你却错误地以为生病了而去遏制它，垃圾就这样留在了体内，日久为患。

……

这样的例子真是不胜枚举！

不要恩将仇报，把身体的一切问题都当做敌人！症状在绝大多数情况下是我们的朋友。就像生活中对你最好、最爱你的那个人往往并不总是甜言蜜语，用逆耳良言来帮你的，只有你真正的朋友。

爱是要空间的，爱自己就要相信自己的身体，它会在最适当的时候做最适当的事情！

【自愈录】

网友阳光朵朵:

程老师,这半年来,我右边脸靠近鼻根部的地方不断地长封闭性粉刺。而且经常觉得口干舌燥,不管喝多少水都要马上去排,总觉得体内存不住水。我去同仁堂看了中医把了脉,那个老奶奶说我气血不足,熬了些药,但是也没有改善,请问是怎么回事呀?

程云林:

中医讲六经辨证。除了少阴不言渴,其他各经皆言渴。

好在您的鼻根部长了封闭性粉刺,鼻根处是大肠经的迎香穴,可以初步判断您的问题就出在大肠经上。(所以,我常说症状有时候只是告诉你身体问题的根源,不全是坏事)

揉大肠经上的曲池穴(把胳膊曲起来,正面肘部的最高处——大拇指到肩的那一侧,即是),对您的粉刺会有明显的作用。

网友吊铃儿:

请问老师,睡觉时流口水是哪个地方出了问题?母亲已经有好几年睡觉时流口水了。

程云林:

睡觉流口水、舌两边有齿痕、消化不良等都是脾虚的表现。多揉太白穴,在脚内侧前半段找痛点,一般就是,如果能对照经络图去找,可以更准确一点。太白是脾经的原穴,对脾虚的各种问题都有不错的效果。

网友你可我可：

程老师好，我想请教一个问题：

本人这几个月来经常觉得左肋下方的部位（肚脐左上方约8厘米处）气胀，严重的时候感觉那里有一个鸡蛋大的气包，不疼，只是坐或者蹲的时候觉得顶着，手摸可以感到比右侧同样的位置硬，气包有时存在有时消失。

本人体质是常年怕冷喜热的，希望能得到您的解答！

程云林：

您的问题很容易解决：每天临睡前，用手揉那个包，揉到它消了，它相对应而您还没发现的问题也就应手而愈了。不用担心，这个包长出来就是给您治病用的。

网友990440：

请问老师，脚气应该怎么治啊？我每年这个时候脚气都犯，而且还特别严重，脚上起泡、干裂，有时还裂口子流血，疼得厉害，有一年脚都肿了……每年这时候都是这样，年年治，年年犯！

我身体还算比较健康，只是体质比较干，喜凉不喜热，体形较胖，但不算太胖。以前经常便秘，但现在好多了。

程云林：

您的身体有点阳虚，虽然现在还好，但是身体的血气能量水平已经比较低了，要好好调理了。有脚气不是坏事，脚气的生成是人在通过脚丫排垃圾，这些垃圾的主要成分是蛋白质，加上脚汗，就非常容易感染真菌，出现烦人的水泡甚至于破口出血。

脚气不好治，是因为它的环境一直是高温高湿，很难断根。不知道试过“足光粉”没有？不错的。

“身”病也需“心”药医，心舒畅，身平安

做一个善良的人，不仅仅对别人有利，对社会有利，对自身健康也有着决定性的好处。有句话叫做:你给别人多少,别人给你多少。你所给予别人的宽容、热情、爱，会被别人以不同的方式回报给你，而这些正面的信息必然对你的身心产生正面的力量，让你自我感觉愉悦、快乐和幸福，而愉悦、快乐和幸福又必然给你带来健康的状态。

心理学认为，任何负面的情绪、感受、压力、焦虑都是人身心问题的源头：这些负面的东西也许并不当场向我们的身心发难，而是在绝大多数情况下，随着时间的推移，选择了被遗忘，但其并非完全地被丢弃了，而是被埋藏在意识的深层，也就是被丢进了潜意识。在条件合适的时候，或者相同的情境再现而被触动，甚至完全没有外在联系的情况下，以损害我们身心的其他形式表现出来，使我们深受其害。

在现代医学里，对情绪与身心健康的关系越来越重视，很多疾病，在临床上就直接归结于心理压力，比如胃及十二指肠溃疡；乳腺增生一定是和焦虑、压力有关等。而自然医学，特别是中医，更是把心理因素当做身心健康的最重要的部分。

所以，解决健康问题，还是要从“心”出发，心情舒畅，身体平安。

会“哭”的人更长寿

人人都知道，这个世界上，女人的平均寿命超过男人。为什么呢？我一说到这，有人就要笑了：女人会哭。泪为肝之液，把郁积在肝上的毒素通过哭泣排出体外，多好！

男人在长期的社会生活中，不断地自我灌输或者被社会灌输着男人是强者、男儿有泪不轻弹的观念，并信以为真。遇到压力、烦恼、痛苦、不愉快……通通采取“忍”的态度，久而久之，这些紧张、压力、焦虑的情绪和负面的状态被埋藏在心里，慢慢发酵、膨胀，总有一天，改头换面，以危害身体的其他方式表达出来，甚至要了男人的命。

所以，我常常对人说，您得学会释放情感。

有的人心直口快，有什么说什么，想哭就哭、想笑就笑，看个电视剧也能把自己弄得一把鼻涕一把眼泪的。这样很好，至少不会把很多负面的东西留在心里危害自己，至于别人的感受，暂时就不多考虑了。

释放情感还可以转移目标，多点兴趣、爱好，多接触新生事物，多交朋友……使我们的压力通过更多途径得以缓解和释放。

不过，释放一定要有“度”，尽情释放甚至夸大释放的程度也会对人造成伤害，范进中举就是个很好的例子，林妹妹也是抑郁成疾而死的……

有张有弛，文武之道！理解了“张和弛”的意思，我想人生就完全可以改头换面、精彩纷呈了！

心向善，身体也向善

我国传统文化把“贪、嗔、痴、慢、嫉”当做“毒药”，确实名副其实！贪婪、嗔怒、痴缠、轻慢和嫉妒都会让人扭曲，自身的压力和焦虑自不待言，对别人造成的伤害，反过来被别人在机会到来的时候，轻易地加倍还回来。而这样恶毒的伤害就算不在当时对你的身心造成伤害，也将在你把它埋藏后，寻找机会、寻找突破口，变本加厉地伤害你的身心。

所以，佛教让教众持戒以达到安宁、平静、放松的状态，而得到大智慧。道教则以“无为”为宗旨，无为不是什么都不做，而是减少欲求，以达到更高的精神境界，从而达到益寿延年的目标。

所有的主流宗教，也都是以“向善”作为基本教义的。

做一个善良的人，不仅仅对别人有利，对社会有利，对自身健康也有着决定性的好处。有句话叫做：你给别人多少，别人给你多少。你所给予别人的宽容、热情、爱，会被别人以不同的方式回报给你，而这些正面的信息必然对你的身心产生正面的力量，让你自我感觉愉悦、快乐和幸福，而愉悦、快乐和幸福又必然给你带来健康的状态。

人生最重要的品质——善良、宽容、平静，不是只对个人修养来说，更重要的是，这些品质对个人身心的成长有着重要的、不可替代的作用。

换个角度看世界，健康来自好心态

大清早起来，穿戴整齐出门。深深地吸口气，天高云淡，好爽。

天上，一只小鸟飞过，一样东西从天上落了下来。手在头上一摸，一闻：臭的。

你想，这个人的心情如何?

同样一件事，发生在南方一个广东人的身上。

衣装齐整，开开心心地出门。一只鸟在天上飞过，一样东西掉在了头上。这个人用手一摸，一闻：嗯？鸟屎！

这个人不动声色，从公文袋里找出一张纸，一支笔。你猜他要干什么？

他抄下了路过的小汽车的尾号。他要去买彩票！

在南方人眼里，这是“中头彩了”，“好兆头”！——还蛮开心的。

你看，一模一样的一件事，仅仅因为看法的不同，对我们情绪造成的影响也就截然不同：世界是什么样的不重要，重要的是你我对世界的看法！

我们无法改变世界，不过我们可以适当地调整看法。

从前有个读书人，数年苦读，终于等来了赶考的日子。随着进京的时间临近，他却开始愁眉不展了。同村的小花（书生的未婚妻）看不下去了，就来开导书生：

“相公，你最近怎么总是不太开心的样子，是还有什么要学的学问没弄懂吗？”

“不是啊，花，是我前几日做了个梦。”

“什么梦啊，让相公这么不开心？”

“我梦到了三个场景，第一个场景是我在种菜，不过是在天上。第二个场景是我在和老师一起钓鱼，下着雨，我和老师都是身披蓑衣，戴着斗笠。不知道为什么，我们在梦里，居然还打着伞。还有第三个场景，是我和你赤身躺在床上，我却背对着你睡去了……”书生絮絮叨叨描述着梦境。

小花释然地笑了：“那不是很好吗？”

“你不知道，我为了梦中的这三个场景，特别请教了张半仙，他说不太好啊。”

“哦？”

“他说，第一个场景，说明我今年无望。在天上种菜，那么高，没有根基的嘛；第二个场景，是说我多此一举；第三个场景是说我不得要领啊。今年赶考看样子是不行了，唉！”

小花笑开了花：“别听老道胡诌，你梦里面都是好事啊，今年一定行的，相公！”

“你就别安慰我了。”

“真的呀，相公！你想，你在天上种菜，高高在上，可不就是‘高中’的意思吗？”

书生眼里开始光亮了起来：“那其他两件事又怎么说？”

笑靥如花的小花开心地说："其他两件事就更好了，你们在雨天穿着蓑衣还打着伞，说明你有双保险的嘛。"

书生直点头："那最后那件事又怎样呢？"

小花红了脸，低声说："你该翻身了！傻瓜。"

重复一遍：世界是什么样的不重要，重要的是你我对世界的看法！

曾经听说过这样一件事，有个老人，天天记笔记——万福日记。每天，在笔记本上写下斗大的"福"字，然后，再记下这一天有趣、有乐、有福的事情。坚持不懈，记了几十年，把自己记成了一位"有福"的长寿老人。他的秘诀就是把一切不开心的事都换个看法来记录：家里的小孙孙特别调皮，打碎了自家的窗户。有人会认为：从小看到老，这小子长大了一定是个闯祸精，好不了了。而他却这样看：大家都说，调皮的孩子聪明，这小子长大了一定会有非凡的成就！这不，他在这件事里，避免了自己受伤，还学着帮忙打扫碎玻璃，多好啊。

人生的绝大多数事情都取决于你的看法。看法不同，心情大不一样，对身心的影响也有巨大的差异。

【自愈录】

网友 zbqysj：

程老师您好！跟老师来汇报汇报：我受两大问题困扰很久了，就是失眠和便秘。先说失眠，以前我总是隔段时间就失眠，严重时整晚都睡不着，一度痛苦得想要一死了之。接触了您和您的催眠音乐之后，我的心慢慢静了下来，也找到失眠的原因了，我是思虑过重，自己给自己施加了许多不必要的心理负担，没有摆正自己与身外之物的位置。原先我的火气很大，总和老公吵个架什么的，还老爱生闷气，现在我想通了，千好万好都比不上自己身体好，与老公相处得也越来越融洽。这个气顺了，心情就好了，每天都能睡到大天亮，失眠烦恼去无踪。

再说便秘，我觉得我的肠胃系统不太好，为什么这么说呢？我小时候家庭条件不好，十岁之前只有地瓜和玉米面可以吃，而我又很馋（我母亲说的），经常吃很多，把肚子撑得圆圆的。因此，我上初中时就有排便困难的记忆了，后来到外地上大学，饮食不规律，就从便秘发展到经常性腹泻，动不动就肚子疼，拉肚子是常事。工作之后情况有所改变，生活稳定下来，不再腹泻了，又回到便秘的状态。为了治便秘，我喝过清肠茶，吃过四联康，但都是吃药排，不吃药就照旧，我也经常去运动，但也不管事。唉，想想那段时光我就觉得痛苦，我甚至一度不喜欢自己，觉得怎么到处是毛病啊，讨厌死了。看了您的帖子之后，我终于找到了根源，一是饮食不合理；二是运动不对路。我现在每天都敲带脉，还经常按商阳穴，一般早饭后就会去便便，偶尔到下午还不排我就使劲敲带脉（生宝宝时医生说我的肚皮厚，所以我就使劲敲），现在便秘问题也基本解决了。

总之，自从遇到了您，我的精神面貌和身体状况有了很大的改善，失眠和便秘问题也到了几乎痊愈的状态。我最大的感触是，保健最重要的是心理上的保健，只要精神上放松、乐观，不给自己施加一些无谓的压力，很多身体问题都可以解决。就像老师说的，一切都是最好的安排！只要对身体好，身体也会让你觉得舒服。

向妙手仁心的程老师致敬！

网友 gaoningjing：

程老师您好！想请教两个问题，麻烦您赐教，我今年28岁，男性。

1.我的鬓角两侧有不少白头发，比较苦恼，请问与我心思较重，平时思考的东西较多有关系吗？我的营养和作息都还过得去。

2.对肥肉和较油腻的东西不感兴趣，小时特别喜欢肥肉，之后就基本一点也不吃了，请问这表示身体有什么问题吗?

程云林:

谢谢！您的第一个问题,可以通过用手指梳头,补肾（见后面的文章）来解决。

第二个问题确实和您思虑过多有关，不过不用太放在心上，不喜欢吃的也许就是您的身体不需要的，因为肠胃是人的第二个大脑，它会作出最好的选择的。

网友 huigrp:

程老师，我老婆患有斑秃。以前就一点点，生完孩子后掉得很厉害，差点半头头发都掉完了。后来吃了些补气血的中药，补充了很多蛋白粉，头发又长出来了，以为好了，但这几天发现又有一小块地方在掉头发，真的很担心又像以前一样大面积地掉头发。请老师指教一下，能用按摩穴位的方法来改善吗？要按摩什么经络呢？真的很感激。

程云林:

您好！您爱人是不是平常压力比较大呀？情绪的调整对脱发的治疗很关键，当然营养充分也很重要，您前面说的蛋白质和气血能量的补充都很好。

如果担心继续脱发的话，请每天用手指梳头，从前向后，十个手指都要用上，每次梳五分钟以上，效果会很好。

网友 huigrp:

谢谢程老师！我爱人的性格比较急躁。有时候想问题容易钻死胡同，常常使得自己的压力比较大,这应该跟脱发有着密切的关系。谢谢程老师。以后我叫她晚上睡觉前用手指梳头。

生命不一定在于运动

既然氧是机体运作的重要基础，而氧又由血携带而来，我们一定要弄清楚一件事：运动到底能否给身体带来能量？或者运动到底能否给身体带来更多的氧？结论是否定的。运动只消耗能量，之所以运动后有充满能量的感觉，是运动调动身体消耗更多的能量所带给人的错觉。运动消耗氧。

不知道“生命在于运动”是谁最早提出来的，被很多人当成了健康的第一要素，还有人把“生命在于运动”与“越运动越健康”联系在一起，那我要问问你：

运动员有没有长寿的？运动量越大的运动员越健康、越长寿吗？答案是否定的吧？！相反，那些很少运动甚至几乎不运动的人，却往往很长寿：书画家，有的都懒得做任何常规意义上的运动；还有修行的人、老和尚、老道士，常常闭关不出，而我们看到他们时，却往往被他们那种平静、安详、鹤发童颜的状态惊得呆立当场……

到目前为止，我能记得的（有报道的）死于冬季长跑的人光是北京就不少于五个，更具有讽刺意味的是，美国著名的慢跑创始人菲利克斯，16 年间通过慢跑使体重从 90 千克减至 60 千克，然而年仅 52 岁就因心肌梗死而死在跑道上；另一名 59 岁、体重 91 千克的卡斯特坚持空腹慢跑 5 年，虽然体重减至 88 千克，高血压也有所改善，但还是在 64 岁时猝死。

清晨运动要不得

很多人一大早就出来运动了，其实，清晨运动最要不得。

从西医来说，人的一切机体运作，无论细胞、组织还是器官，都依赖于“氧”，没有氧就没有生命。就像有些抽烟的人会有这样的感受：早晨不抽支烟，就是醒不来，头脑一直都是昏昏沉沉的，而只要一支烟吸完，立刻醒过来，神清气爽、意气风发。为什么呢？

我们都知道，香烟一无是处，尤其是尼古丁，对身体的伤害不可谓不大。而我们不知道的是，尼古丁的携氧量是红血球的 20 倍，这就是为什么抽烟以后人会清醒的原因了，大量的氧被送到大脑，能不让人清醒吗？！

还有，糖尿病人的并发症最早发生在哪里，您知道吗？肾和眼睛。为什么呢？当血液里所含的血糖升高以后，首先会使动脉血管发生胶原纤维增生、胶原纤维硬化，也就是常说的动脉硬化。我们来想一想，大的动脉血管会硬化，小的动脉血管会不会硬化？更细小的毛细血管会不会最先硬化？而肾脏里密布着毛细血管，它一硬化，一堵上，血液供应是不是就成问题了？氧的供应是随血液走的，血液供应不畅也就意味着氧供应不畅，肾的机体机能当然就要出问题了。眼睛亦如是，在眼里，每个平方厘米分布着几十万根毛细血管，一旦毛细血管被堵，血液供应不畅，氧供应不畅，可不就要视力下降了。

既然氧是机体运作的重要基础，而氧又由血携带而来，我们一定要弄清楚一件事：运动到底能否给身体带来能量？或者运动到底能否给身体带来更多的氧？结论是否定的。运动只消耗能量，之所以运动后有充满能量的感觉，是运动调动身体消耗更多的能量所带给人的错觉。运动消耗氧。

现在，我们假定我们身体里的血或者氧是一个单位。当我们运动以后，肌肉要不要耗氧？骨骼要不要耗氧？关节要不要耗氧？内在器官要不要耗氧？

好了，早饭的重要性我想不用多说了。早上总要吃早饭的吧？肠胃需不需要氧呢？这个时候，氧还够不够分呢？

现在，您觉得一大早就运动合适吗？

从中医来讲，太早运动也不合适。说到中医，很多人就一头雾水了，阴阳、五行、子午流注、六经辨证……太复杂了。不过，每个人都可以对中医有一定的认识，因为中医有很朴素的理论能够让每个人都了解。核桃补脑听说过吗？为什么呢？核桃和脑长得像不像？豆子像不像个缩小的腰子？所以“豆为肾谷”。还有肾的颜色是什么样子的？深色的是不是？所以黑色食品都入肾……中医有一个最朴素的理论——相应。很容易理解，即相对应的意思。

运动要与阴阳相应

在运动与养生这个问题上，中医认为，运动要与阴阳相应。

《黄帝内经》有“养生就是养藏”之说。其中，《素问·四气调神大论》曰：“奉阴者寿。”什么意思呢？

从一天来说，晚上阴最盛，早上阴落阳升，中午前后阳最盛，下午阳收阴升。从一年来说，阳气的生发状态是：春生、夏长、秋收、冬藏。

那具体怎么做才叫运动与阴阳相应呢？又怎样做到奉阴者寿呢？

我国历史上有一个著名的养生家，叫做丘处机，他的很多观点被后世奉为经典。他认为，所谓“奉阴者寿”，就是：阴阳处于收藏状态的冬天对于养生最重要，在冬天，越懒越好，越少运动越好；衣服要穿得暖，越保暖越好；情志要收藏，随时像中了五百万大奖又不告诉别人的样子……总之，要有收藏的状态。

在我国农村，农业收成有“大小年”之说：如果冬天特别暖和，没下雪，一般第二年就不会有好年景；相反，如果冬天下大雪，则明年必定是个丰收的大年。

“瑞雪兆丰年”说的就是冬天蛮冷的，下了雪，阳气“蓄积”、“收藏”得好，来年自然就是个好年。

养生也是同样的道理，所以才有“养生就是养藏”和“奉阴者寿”之说。

而最适合运动、可以做大剂量运动的一定是夏天，跑跑步、出出汗非常好，与阳气最盛的状态相应，健康才能与你相伴。春秋两季要适量运动，以身上发热、微微地要出汗又没出汗为度。

一天之内也同样如此，晚上与冬天一样，越少运动，越多“收藏”越好，也就是睡得越好，越健康。而白天最适合运动的时候也一定是阳气越来越盛的午前，九、十点钟以后就很好，这时候运动对健康来说有事半功倍之效，何乐而不为？

进行什么样的运动也很重要。中医的各种手段里，砭、针、灸、药、导引术中的导引术无疑是运动医学的先驱，也是最值得我们来做的运动。

导引术包括了意念运动、呼吸运动和肢体运动。在下一章节的《新编经络锻炼法》里，我将把祝总骧教授的“312 经络锻炼法”作一些小小的调整，奉献给每一位读者。

【自愈录】

网友阿拉丁：

程老师您好，希望您能在百忙之中帮我解决一下这个困扰了我多年的问题。事情是这样的：

四年前的一个夏天，我和同事出差路过一个风景秀美的地方，就顺便去那里登山游玩，由于当时穿的是硬跟皮鞋，好像是累着脚后跟了，回来后脚后跟痛也就没在意，觉得年轻（当年 28 岁）休息一下就没事了。可没想到就落下了这个双脚后跟疼痛的毛病，现在的问题是不能长时间步行，特别是不能长时间站立，站立不到十分钟就坚持不住了。

做过熏蒸（没有坚持住）、打过封闭都无济于事。不知道老师可有救治的良方，谢谢！

程云林：

您好！您这样的脚跟疼痛，可能并不是器质性的病变，而是在相关的经络发生了阻滞。您可以从上向下捋一捋小腿的后面，接近脚踝时用大拇指和食指分开捋脚踝外侧一直到脚跟到脚掌（肾经和膀胱经）。

网友 seo72：

程老师好！我原来当过一段时间半职业的足球运动员（14 ~ 20 岁），在二十七八岁的时候腰就开始酸痛，有时运动后，整个腰部就像断掉了一样。照过片子，医生说我的脊椎非常好，没有任何异常，请问是什么问题，该如何治疗呢？

另外，因为长时间在电脑前工作，颈部也一直都很酸痛，试过您说的按肩井穴后，大有改善，现在颈部轻松了很多，活动自如。再次向您表示感谢！

程云林：

您好！腰的问题请参照后面讲腰背痛的文章。重点是按摩委中和阳池。还有就是要补肾了。

网友落幕的声音：

老师，请教一下，我妈妈骑自行车，时间一久，手指就完全麻了，没有知觉，下来等一会儿就好。这能解决得了吗？

程云林：

您好！请试试依次揉捏妈妈的十个指尖，还有掐揉八个指间（又叫八间穴）。

自愈是健康的唯一途径

结合经络在身体调节中的作用，我们可以认为：经络就是人体的信息通道。而穴位就是一个个饱含生命密码的开关，当穴位的刺激发生时，这些信息就通过经络传达给我们身体内在的那个“自我”，治疗就这样不知不觉地开始了。

可以说，中医的本质就是唤醒身体内在的自愈能力。

儿子写完作业，没事，就在我身边转来转去，看起来想和我聊聊的样子。

而我正在改稿子，就着稿子里写的故事和他聊了起来。

儿子已经很有想法了，他对驯兽师训练野兽最好的方法是尊重、爱和表扬它们的说法，表示出了异议：老爸，我听说，驯兽师都是要在第一时间摧毁动物的尊严的……

我告诉他，那可能是旧的观念了，就像一个还不会说话的孩子，当他（她）做了任何在成年人看来不妥当的事情，都是应该被尊重的，如果急于惩罚，只会让事态越来越糟。

比如他（她）做了错事，家长大声呵斥，他（她）吓哭了，家长威胁他（她）:"不准哭！再哭就打屁股。"他（她）吓得哭得更大声了，弄得家长很尴尬。

"不准哭，再哭真打了！"家长的手已经扬起来了。

……

"还哭？！"——啪！

孩子越哭越大声。事情越来越糟。

尊重，是沟通的先决条件。

对待身体同样如此。

在和儿子聊天中，特别谈到了他妈妈的健康问题。每次他妈妈颈椎病发的时候，我总会让她睡觉，等她睡够了，再给她施行拔罐、刺血等中医疗法，效果非常好。这是因为人睡觉时，思考少了，意识少了，而内在的那个"自我"（潜意识）就有空间来修整身体了。如果听从他外婆的建议，到医院去挂扩张血管的药水，看上去暂时身体舒服了，却造成了更大的隐患：血管就像一根橡皮管，如果你去扩张它，必然会迫使血管壁变薄，长此以往，尤其随着年龄的增长，血管的弹性降低、脆性增加（动脉硬化），最先发生血管意外的一定是被扩张过的血管……

而事后采取针对穴位的治疗，其实就是在唤醒内在的"自我"来帮助修复身体的不适状态。

中医最了不起的地方就是发现了经络的存在。

上海的费伦教授通过实验发现，在经络的横面打光，它是不透光的，而在它的纵向打光，光线的传播速度与真空中的传播相当。也就是说，经络的特性和光纤是非常接近的。

结合经络在身体调节中的作用，我们可以认为：经络就是人体的信息通道。而穴位就是一个个饱含生命密码的开关，当穴位的刺激发生时，这些信息就通过经络传达给我们身体内在的那个"自我"，治疗就这样不知不觉地开始了。

可以说，中医的本质就是唤醒身体内在的自愈能力。

从某些方面来说，自愈是健康的唯一途径。

当我们的身体受到锐器的割伤，我们会作简单的消毒处理，有时候也可能需要缝合，而真正的痊愈一定是身体的内在恢复，否则，只会越来越糟。再譬如我们的伤口恢复过程中出了点小问题：长出了息肉。开刀都未必能最终解决这一问题，最好的方案一定是把息肉里毛细血管的淤血放掉，让新鲜血液流通过去，息肉自然就消了。

从字面意思上来说，所谓自愈就是在外界干扰尽可能少的情况下，身体内在的自我疗愈能力。

经络按摩是帮助自愈的好方法。

催眠、瑜伽、呼吸疗法等可以沟通意识和潜意识的方法，一样能唤醒身体内在的自我疗愈能力。

“人定胜天”的想法在身体上是行不通的，身体是原始的、本能的自我所掌管的，加强意识的自我与潜意识的内在自我相沟通是一切治疗的根本！

否则，只会使问题复杂化，并且总会向不可收拾的地步发展下去。

足够地尊重身体的选择，尽量少地干预，以驯兽师的原则对待身体，唤醒身体自愈的能力，是健康长寿的唯一原则！

【自愈录】

网友柚子蜜蜜：

程老师您好！我是一名研究生，从上高三的时候就觉得心脏不舒服，经常心慌气短，当时以为是累的也没很在意。后来大学一二年级病症就变厉害了，心跳快的时候能到 130 次 / 分，慢的时候 50 次 / 分，总是胸闷，看西医说是心肌炎，吃了一阵西药，但觉得效果一般。大学三四年级一直在喝中药，感觉好些了，只是有时还胸闷气短。现在读研这一阵也没觉得很累，就是改论文经常坐在电脑前，感觉坐的时间一久就喘不上气，头还一直有缺氧的感觉。晚上躺在床上也憋气睡不着，早晨起来头又特别疼。我自己摸脉搏，跳的频率并不均匀，有时一跳一停的，我查了下是有点早搏的症状。希望程老师能指点一下。

再者我看老师说按压劳宫穴能增加心血流量，就照您说的方法按压了，但感觉还是胸闷得紧，望老师能看到我的留言并给予回复，学生不胜感激！

程云林：

您太客气了！请在整条心包经上下工夫（中指到肩部），找痛点，若能揉到最痛的那点，拔罐最好，把淤积在心包经上的淤血拔出来，就好了大半了（自己做最好用真空罐）。

救急则要找郄门，在掌横纹向肘窝的方向五横指的地方，用右手的大拇指，用点力气按下去，就像拧螺丝一样，反拧，效果不错。

网友蔷薇花重：

程老师，我以前的体质一直不是很好，因为工作的关系长期熬夜，有过肺结核，体检发现的时候已经钙化了。经常感冒，去年还查出腋下淋巴肿大。

后来吃了马悦凌老师说的固元膏，体重增长了十斤，今年四月开始周一到周五每天健身，持续一个半小时，淋巴结仍然肿大着，乳房结节也跟着严重起来了，吃乳癖消两三天，已经开始消退了。下半身粗壮，且容易水肿，眼睛也容易肿。最近后背觉得从里面往外发散状地疼，去美容院刮痧的时候，医生说膀胱经肺的位置有肿起来，拔罐的话，妇科相对应的位置紫得相对较深，有斑块。

请问像我这样的体质，该怎样调理和作系统的保养呢？

程云林：

您好！您的免疫功能很成问题，同时肾虚，身体排垃圾的能力较差。

建议上午揉心包经，下午在膀胱经上下工夫，特别是屁股上（对妇科会更好）。晚上补肾。这些在下面的章节都会详细讲到，请您多加留意！

网友期待去旅行：

程老师，我想请教一下贫血有没有好的办法，医生说我体虚，是那种贫血很严重的，请求解决方法。谢谢！

程云林：

您好！

脾管血的生成，就在脾经上下工夫吧。去找张经络图，按照大概的位置从大腿按到大脚趾，重点放在“血海”，就是大腿内侧靠近膝盖的地方（约四横指处）。

第二章

自己是身体最好的药

中医治病离不开经络。什么是经络呢？简单地说，经络就是人体内独特的信息传播通道。从某种意义上来说，它更像是光纤，把信息传达给身体的内部，从而使人体自愈的能力发挥出来，达到预防和治疗疾病（调节身体的平衡状态）的作用。

巧施经络按摩，手到疼痛立止

我常对很多朋友说，疼痛是把双刃剑，疼了就会不舒服，同时疼痛也在告诉我们一些事情正在我们的身体上发生，以引起我们的关注。另外，疼痛也是身体在抵御负面情况的发生，甚至其本身就可以为我们治疗，比如很多时候的经络痛，在痛点下工夫比什么都管用……

疼痛让人变笨

疼痛一旦刺激中枢神经发生异化，形成新的突触，不仅对学习和记忆形成障碍，还会因此形成新的疼痛源，这就是为什么许多慢性疼痛的患者即使最初的疼痛源已消失，疼痛却依然挥之不去的原因。

在任何医学领域，痛症都是其最主要的研究范畴之一。

疼痛无疑是最常见、最直接、最不可捉摸的身体对健康状态失去把握的表现。

就比如牙痛，“牙疼不是病，疼起来要人命！”那种空空荡荡、没着没落的痛，与你如影随形，片刻也不得歇，真的让人没办法。还有头痛、偏头痛、坐骨神经痛、颈椎痛、腰椎间盘突出痛、关节痛、带状疱疹等病症的愈后痛……莫不如是。

还有些短时间的疼痛，比如伤口的疼痛、肌肉痛等也同样让人不适。

南京军区总院的李韦彦等人的研究显示，疼痛不仅给人带来不适，还会让人变“笨”。动物实验中，两组老鼠被分别放在一个装满水的盘子里，盘子略低于水面的某处，有一个小平台。老鼠只有在水中找到这个平台才有可能得到休息，否则就必须在水中游泳直到体力耗尽。

李韦彦他们将其中一组老鼠的一部分神经切断，并给予药物，让它们变成慢性疼痛患者，老鼠们的运动能力并没有受到影响，但与对照组形成区别的是，它们不再积极寻找栖身之所，而任由自己泡在水中。即使最后找到了平台，也要花去比对照组更多的时间和更长的路径。

“之所以疼痛让老鼠变‘笨’，首先是疼痛所造成的焦虑和抑郁问题。”

临床研究发现，许多慢性疼痛患者往往伴有焦虑和抑郁的情绪，慢性疼痛史超过六个月的人，30%～60%处于抑郁状态，而抑郁无疑会对记忆和学习能力造成影响。

所以，我们常常听到的“疼起来的时候做什么事都没心思”，是确有其事。

在实验中，检测老鼠的海马区提取物后，发现疼痛老鼠的海马区内，神经营养因子的表达显著下降。而海马区是一个高级认知功能的区域，在记忆过程中扮演重要的角色。而且，神经营养因子的表达下降，不仅使人记忆和学习的能力下降，也更容易导致抑郁。而疼痛本身就可以引起该物质的表达下降。

加拿大蒙特利尔大学一份研究指出，一个慢性疼痛患者，每年脑容量会减少15毫升。研究也发现，慢性疼痛患者思考和解决问题的速度，的确远远慢过常人。

台湾阳明大学药理所潘怀宗说：“有很多慢性疼痛是没有原因的，它真正的来源是你的大脑。”

如果总是发生迁延不断的疼痛，你的神经系统就可能发生重塑。在形象学检查中就发现，慢性疼痛的患者，体内原本毫不相干的神经纤维之间，可能出现新的突触，将两者联系起来。

疼痛一旦刺激中枢神经发生异化，形成新的突触，不仅对学习和记忆形成障碍，还会因此形成新的疼痛源，这就是为什么许多慢性疼痛的患者即使最初的疼痛源已消失，疼痛却依然挥之不去的原因。

这和我们的学习和记忆的过程很类似，在我们的学习和记忆的过程中，在生理的表达上，就是通过不断地刺激、强化，形成新的联系，从而将知识记忆在脑中。

这就是为什么母亲在孩子跌倒的一瞬间，或者恋人对恋人无休止地想念时，会感到心痛。绝不仅仅是错觉或者所谓的感情因素，而是这些情境唤起了自己疼痛的记忆或者说疼痛的联系。

基于以上这些发现，对疼痛尤其是慢性疼痛的遏制就显得很重要了。

止痛药或者麻醉剂的危害在某些方面来说要超过疼痛本身，有谁愿意用胃肠损伤和心脑疾患以及相关联病症来换疼痛或者“变笨”呢?

所以在日常生活中，有人对中医所说的“针麻”（针灸止痛的简称）不屑一顾，或者干脆将之归为心理因素（所谓的“双盲法”），实在是非常值得商榷的。欧美一些国家甚至在法律上承认催眠止痛用在拔牙和分娩中，是有其背景的，那就是，如果心理暗示能消除痛觉，又没有副作用的话，一定比用止痛剂对人要好得多。“针麻”难道不同样如此吗？就算治愈率低一些也值得尝试，不是吗?

还有，自然医学中通过心理调节，降低病症发生的原因，也是最好的防止你我变“笨”的方法。

除了要防止因疼痛而变“笨”，更要寻找真正聪明的调节、预防和治疗疾病的方法。拆了东墙补西墙的止痛手段并不能让人变聪明，只是换了个“笨”的方向罢了。

曾经有带状疱疹患者，在带状疱疹治愈后，总是感觉到原来的发病区神经性地疼痛，从表面又看不出任何病变的迹象，就是痛。使用了一段时间的止痛剂后，仍未见好转。就开始坐不住了：难道要用一辈子止痛药吗？身体吃得消吗？

后来，就是在疼痛的区域，刺血、拔罐，放出了些淤血，没几次就痊愈了。

身体在疼痛，只是在告诉我们有问题在身体上发生了，如何解决就完全在乎你我的选择。在这个世界上，有呼吸疗法、各种自然医学、中医、西医……供我们选择，就看我们是为了不让自己变“笨”，而选择“科学”但伤害身体其他方面的“笨”办法，还是聪明地选择其他看起来没那么科学，但是却有其独立的理论体系，并且能够被你认可的方法了。

就在写这篇文章前的一段时间，我自己被偏头痛折磨得不知所措，持续的疼痛让思维变得混乱，差一点就拿止痛药来对付它了。想起常用的方法，找了刮痧板来刮，却只是当时稍有缓解，一停下来，痛又慢慢地渗了出来。也完全没办法用呼吸疗法和催眠止痛了，思维涣散，进入不了状态。怎么办呢？想起心理学里意识与潜意识的界限，找了个最简单的方法：睡！（人在熟睡时，意识开始退后，去休息了，换成潜意识上场，而潜意识恰恰负责身体的运作，它会在最恰当的时候做最恰当的事情，并且只做对身体有益的事情。前提是你绝对地信任它）

痛睡了两天，疼痛居然也悄悄地溜走了。多好啊！

-○- 肩颈疼痛寻三焦

绝大部分肩膀疼痛，都是疼在三焦经或者小肠经上。三焦者，胸腹腔之统称耳，三焦主气，这就是为什么绝大部分的肩痛用“逆膈按摩”都有立竿见影的效果了——通过人为逆转横膈膜的运动，促使“气滞”引起的肩痛不通的地方被打通，疼痛自然就消失了。

我常对很多朋友说，疼痛是把双刃剑，疼了就会不舒服，同时疼痛也在告诉我们一些事情正在我们的身体上发生，以引起我们的关注。另外，疼痛也是身体在抵御负面情况的发生，甚至其本身就可以为我们治疗，比如很多经络痛，在痛点下工夫比什么都管用……

对现代人来说，肩部酸痛是常有的事，不仅仅是上了年纪的人，很多上班族因为伏案时间长，也会发生这样的问题，甚至不少孩子也或多或少的肩膀酸痛。这不，老朋友廖大爷这两天找到我，说是前段时间我教他补肾的方法还不错，腿上的浮肿开始退了，腿脚也有劲了，这才来请我帮他再解决个问题：原来，廖大爷“五十肩”很长时间了，胳膊一直抬不起来，疼。我笑他是先用腿肿来考我，他不好意思地笑了。

我想起一种逆膈按摩法，便让廖大爷背对我站好，我将大拇指与其余四指分开呈九十度（四指并拢），接着把两只手放在他的腋下，四指向上对着他的腋窝，大拇指正好与他的后背相对。要注意的是，掌根必须和他的最低一根肋骨平行（见图中人物所指画圈处）。

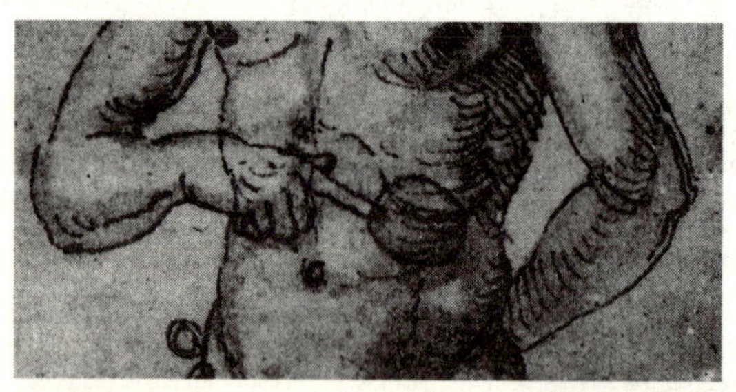

然后，我让他跟着我的节奏呼吸，呼气时手不用力，只是贴合在他的身上就好，吸气时两手相对用力，把他的肋骨向内压……如此往复，

两三分钟后，最好稍长点时间，五分钟左右，手一松就好了！廖大爷露出吃惊的表情，画圈晃动着胳膊：这么简单？！

其实，绝大部分肩膀疼痛，都是疼在三焦经或者小肠经上。三焦者，胸腹腔之统称，三焦主气，这就是为什么绝大部分的肩痛用“逆膈按摩”都有立竿见影的效果了——通过人为逆转横膈膜的运动，促使“气滞”引起的肩痛不通的地方被打通，疼痛自然就消失了。

后背疼痛刮痧解

颈椎问题引起的疼痛，都可以这样来刮：一般先开督脉（脊椎），然后刮肩、颈，再刮督脉两边的膀胱经（督脉两边，间隔约两指宽），让体内的垃圾有个通畅的排放通道，再下来就是刮两臂的小肠经和三焦经的循行区，若伴有头痛，也可以顺着头向后刮疼痛的地方，最后再刮刮合谷穴就可以了。

若是小肠经循行的肩周、后背疼痛，则建议先揉手心的劳宫穴，快速补充心血能量（心与小肠互为表里关系，小肠经不通、受寒，引起疼痛，

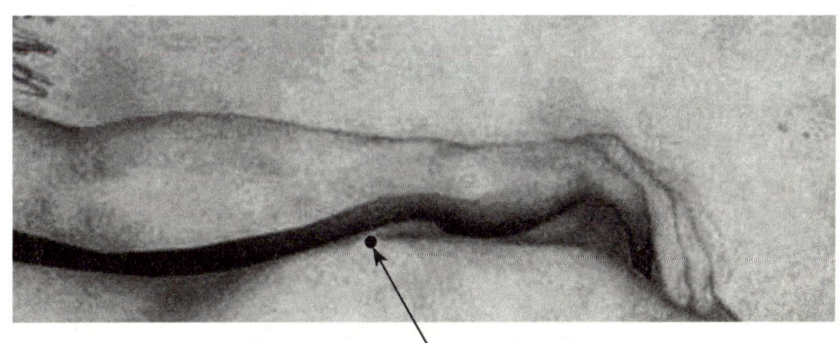

小肠经与三焦经的循行区域

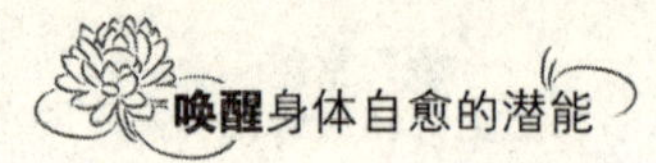

一般都是心血能量不足在先，补充心血能量尤为重要）。三五分钟后，再揉捏从腋部到小手指的小肠经和三焦经的循行区域，大臂下方揉捏时会疼，忍住，坚持捏一会儿就好了。

当然，如果会刮痧，手边又有刮痧板的话，也可以通过刮痧来解决。为了保护皮肤不受伤害，在刮痧前，一定记得在身体上抹点刮痧油，最好不用润肤霜之类，会堵塞毛孔，引起新的问题就不好了。包括颈椎问题引起的疼痛，都可以这样来刮：一般先开督脉（脊椎），然后刮肩、颈，再刮督脉两边的膀胱经（督脉两边，间隔约两指宽），让体内的垃圾有个通畅的排放通道，再下来就是刮两臂的小肠经和三焦经的循行区，若伴有头痛，也可以顺着头向后刮疼痛的地方，最后再刮刮合谷穴就可以了。

在刮痧时，一般以刮痧板的一角抵在自己手心的劳宫，以保护自身；刮痧板与人体呈四十五度角，以免伤及皮肤；历来有快速且力大为泻法、慢而轻为补法之说，所以一般建议不用太大的力，速度中等为佳；出痧最好，若怎么刮都不出痧，则要考虑给身体补补气血了；还有，刮痧一般遵循从里向外、从上往下的原则……总之，一开始会有点陌生，多刮几次就熟悉了，何况，刮痧的效果还是比较明显的，对增强信心很有帮助！

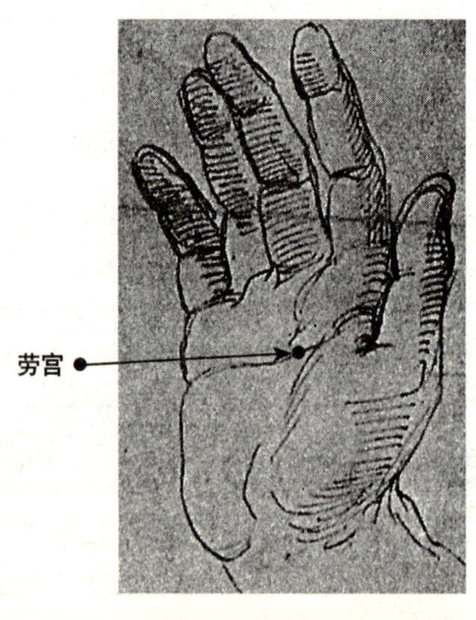

—○— 下梁不正上梁歪，颈椎问题综合治

血气能量不足是颈椎和腰椎疾病的根本原因。所以很多时候，仅仅是按摩督脉（用掌根从发根推到尾骨）就能对这类疾病起到很好的缓解作用，因为气血循环能力会随之而增强。有条件的话，再沿脊椎两侧的膀胱经刮痧就更好了。

对于现代人来说，颈椎病已经不仅仅是年龄大的人的专利了，上班族甚至不少小朋友都常出现颈椎病引起的症状。

谈及颈椎，一定不能忽视的就是腰椎的病变，还有就像前面说到的那样，视力减弱、咽炎、鼻炎、头痛、头晕、呕吐，包括妇科的很多症状，都有可能和颈椎或者腰椎的病变有密切的关联。

不可否认的是，颈椎、腰椎都只是脊椎上的一段，因此很多人（包括医生）都会把颈椎和腰椎分开了看，其实这样的理解是有问题的。古语道：上梁不正下梁歪。实际上，下梁不正上梁也会歪。颈椎的问题和腰椎的问题是相关联的（这一点在颈椎和腰椎的维护中尤其重要），颈椎不好的人很少有腰椎正常的，反之亦然。

正常的脊椎是由有弹性、韧性、可以自由活动的椎间盘连接椎体而成的，在身体内既能起到支撑的作用，又能让躯体进行复杂又和谐的运动。单从脊椎的构成，就不得不让人赞叹造物主的神奇，完美的曲线既让人保持了挺拔的体态，又提供了运动时的最大可能性（很难想象一根绷直的脊椎在人体内的情形）。

无论颈椎还是腰椎，都有可能发生增生，原因很简单，只要是骨头，都有可能因为钙的流失，导致血钙浓度高，进而引发骨质增生；还有就是颈椎和脊椎容易发生生理曲线的改变，变直、侧弯都有可能……同时，这些变化的后果几乎都与神经系统有关。前面讲过的颈椎的病变就是这样，颈椎离开正常的位置后，首先会使血管受到压迫，血管受到压迫，

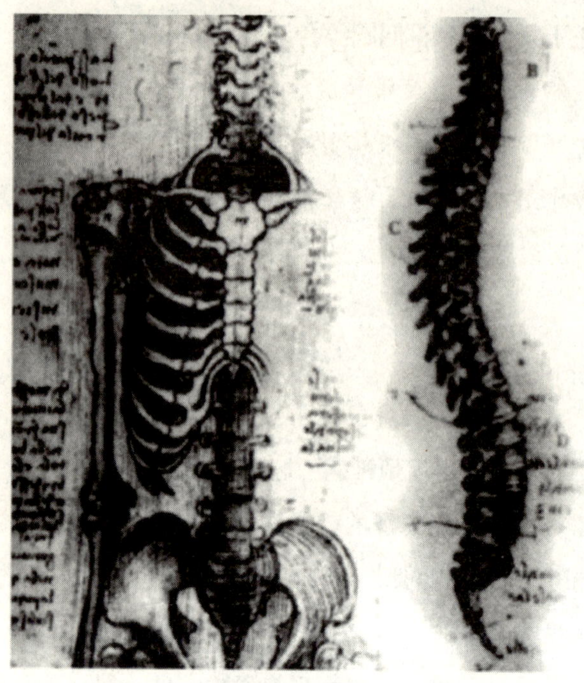

脊椎正侧位图

就会使血管在头部膨胀，进而与十二对脑神经发生触碰，引起头晕、头痛、视力减退、鼻炎、咽炎、耳聋、耳鸣甚至帕金森氏症。腰椎的增生或腰椎间盘突出还有可能与周边神经碰触，引起妇科问题以及肝、胆、肠、胃等部位疾病。

常规治疗这一类疾病，是以物理治疗为主，有的还会用激素来缓解神经被压迫后形成的神经水肿，但往往不能解决根本问题，牵引或手术后很短的时间又复发，是很多老病号常碰到的事。

其实，血气能量不足是颈椎和腰椎疾病的根本原因。所以很多时候，仅仅是按摩督脉（用掌根从发根推到尾骨）就能对这类疾病起到很好的缓解作用，因为气血循环能力会随之而增强。有条件的话，再沿脊椎两侧的膀胱经刮痧就更好了。

“震尾椎骨”对颈椎问题也有十分明显的疗效。方法是用拳轻轻地敲尾椎最下面，不需要用太大的力，就是轻轻地敲，每天敲五分钟左右。

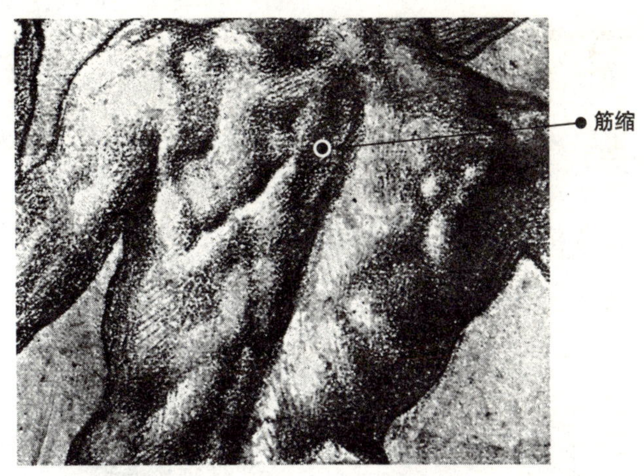

点揉筋缩穴，可以改善腰椎间盘突出的症状。筋缩在后背的督脉上，一般腰椎间盘突出的人，在筋缩会有痛点，所以还是很好找的。找到以后，按揉即可。

此外，补肾以及增加对脾经和胃经的按摩，对治疗颈椎、腰椎也有很重要的作用。

最后，我要提醒很多人，我们生活在一个有重力的星球——地球。“高枕无忧”是天下最大的谎言！天天晚上把一颗硕大的脑袋架得老高，难得的休息也不给颈椎，还给它增加这么重的负担，我想，就是钢制的颈椎也吃不消吧？再加上供血不畅，不得颈椎病才见鬼了。还有弯腰驼背等怪模怪样的动作，在床上看书、看电视等，都是颈椎病和腰椎病的罪魁祸首。

无论从预防的角度还是治疗的角度，每个人都要尽可能做到“站如松、坐如钟、走如风、卧如弓”。平常久坐时，一定记得常常站起来看看远处，不给气血淤滞的机会。不在床上看书、读报、看电视。睡觉时，平卧就准备一个类似雪碧瓶的瓶子，装满冷水，放在脖子下面，使颈椎保持正常的生理曲度，得到休息；侧卧用稍高一点的枕头，最理想的高度是使颈椎与脊椎正好在一条直线上。常年注意这些问题，比任何治疗都管事！

应手而愈的腰腿疼痛

委中穴属足太阳膀胱经，位于膝关节后侧，腿屈曲时腘窝横纹的中点。按摩委中穴可以舒筋活血，对治疗腰背痛有很大的帮助。因为下午三点到五点是膀胱经最活跃的时候，所以在这段时间内刺激委中穴效果最好。

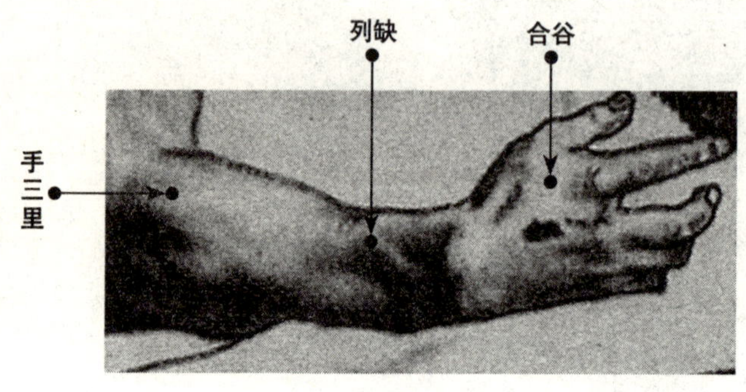

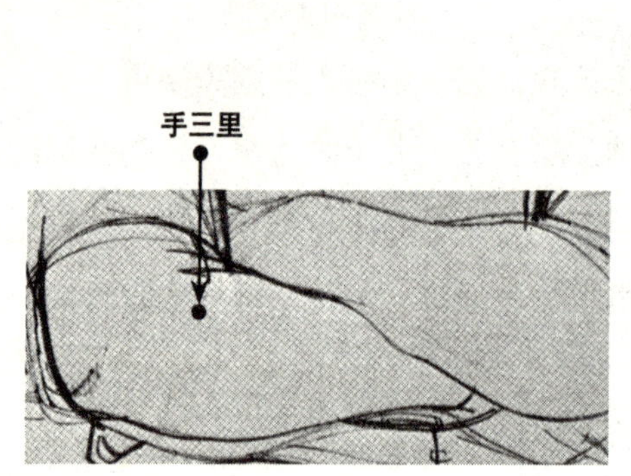

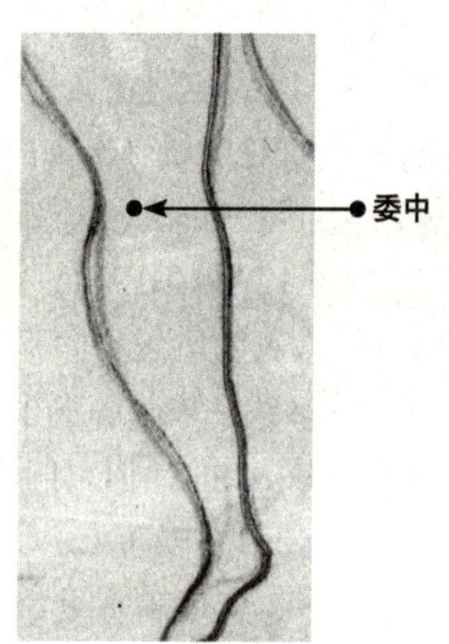

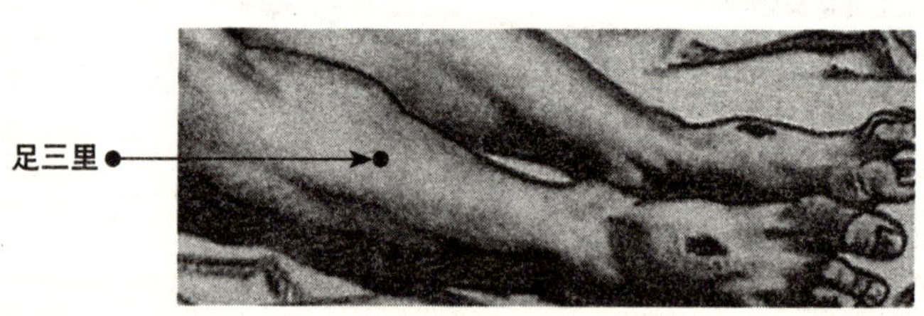

口诀云：肚腹三里留，腰背委中求，头项寻列缺，面口合谷收。

肚腹三里留。

肚腹的问题，可以请“三里”来帮忙，一般都会有效。有的医家认为此处的“三里”就是足三里，窃以为还可以加上个手三里，原因就是足三里在胃经，而手三里在大肠经，对不明原因的肚腹疼痛，都会有所帮助。

腰背委中求。

那么，腰背痛的问题当然要请委中来帮忙了！委中穴属足太阳膀胱经，位于膝关节后侧，腿屈曲时腘窝横纹的中点。按摩委中穴可以舒筋活血，对治疗腰背痛有很大的帮助。因为下午三点到五点是膀胱经最活跃的时候，所以在这段时间内刺激委中穴的效果最好。

头项寻列缺。

脖子以上的问题，按摩合谷加列缺，若可能，再按压肩井一会儿，一般都会有立竿见影的效果。这就是老百姓的医学，原理不重要，有用就行。不过，若能再明白些大的原则，对养生和治疗都可以有较大的帮助。

面口合谷收。

合谷对日常面口部的问题，可以起到立竿见影的效果。有一次，接待一位香港来的朋友，临上桌了，直喊牙痛，我掐住其合谷穴，不一会儿就好了，惹得他一个劲儿地要学点中医，我笑他临时抱佛脚，不过，对老百姓来说，可不就要临阵有佛脚可抱吗？怕就怕到时候连佛在哪儿都不知道，一味地只知道用止痛药来饮鸩止渴。

不过，有时候三焦经上的穴位对于腰背痛也有意想不到的疗效。

前段时间，老婆大人背痛，是从颈椎到腰上那一段，正好我出差，没赶上。

我回来那天，老婆也刚从娘家回来，痛苦不堪。原来，岳母心疼女儿，用红花油给她搽了，又大力按摩过。老婆已经快动不了了，直喊疼。忽然间，我灵光一现，也没搭脉，就用手碰了碰她的上臂，她直喊疼。于是，

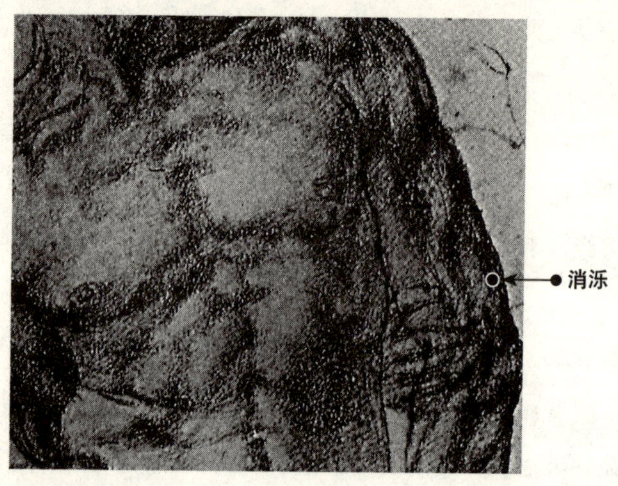

我让她忍住，用手刀在她的消泺穴上轻敲。她直喊“疼、疼、疼”，不消五分钟，我让她感受一下，全好了。

消泺是三焦经上一个很重要的穴位，临床上常用来对付胸闷、胸痛、胸堵，对气滞引起的上焦问题均有效。虽然很少有人把消泺用在背部疼痛的处理，不过，我在实践中发现，很多时候用消泺往往有奇效。因为后背也在上焦的范围，所以会有直接的疗效。

三焦经上还有两个穴位在日常生活中也常用到：阳池和支沟。在阳池按压三五分钟，就能使腰痛缓解；支沟治肋痛、岔气效果不错，有时候中焦和下焦的不适都可以配合使用。总之，这三个穴位可以相配合着肺、脾、肾的穴位，通治躯干的不适。

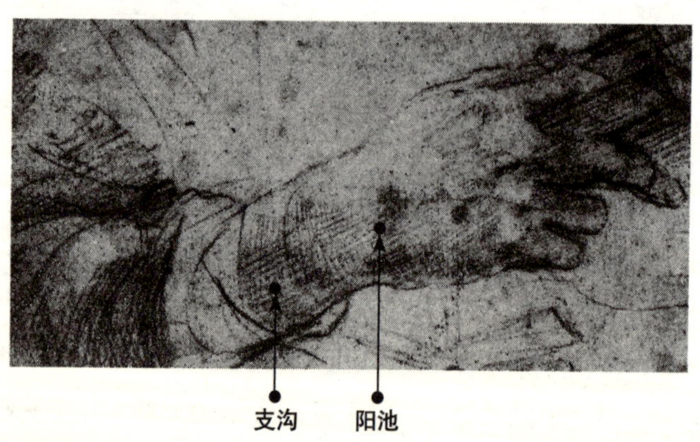

【自愈录】

网友 sunny：

程老师，我今年30岁，从怀孩子没多久就左侧腰酸，从臀部顺坐骨神经直到小腿会痛，稍微弯下腰都会痛得很厉害，后来孩子慢慢长大，痛得就更厉害了，通常是站一会儿都会痛，只能是把身体重心放在患侧才会稍微好些。

生完孩子十个月，我去医院检查过，说是怀孩子引起的什么关节移位，复位后做了一个星期的理疗，好是好点，可是还会隐隐地痛，休息一晚上，早上起来会好些。麻烦程老师给支点着，太痛苦了，还这么年轻。

程云林：

请按压左侧委中三分钟后，接着按压阳池，应该就没事了。

网友 sunny：

多谢程老师，我按照您的方法，每天一有空就压压，现在已经不那么痛了，以前弯腰久一点都会直不起来，现在不会了，只是坐在椅子上感觉左侧腰眼会很酸，站起来会好一些，请问还是以前的原因吗？期待您的回复，谢谢！

程云林：

您的情况和前面您说的一样，只是还没完全解决，请再坚持一段时间。

网友 sunny：

我是程老师的受益者，非常感谢，用您教的方法按压委中穴后，现在症状轻多了，弯腰、走路长一点都没问题，真的是太谢谢您了，我会继续坚持，直到症状完全消失。

伟大的中医，伟大的中医发扬者……

网友 huigrp：

程老师您好，我腰扭到好几天了还没完全好，反反复复的，有时候会好一点，有时候又加重了。就是左边疼得比较厉害，早上起来后背腰痛得很，麻麻的。我想起您说的消泺那个穴位，敲了一会儿，真的立刻好了很多。我看后背痛都是痛在膀胱经上，又在小腿膀胱经找痛点。痛的地方就按一按，缓解了很多。但是我一按到左脚跗阳这个穴位，就好像脚底筋被抽起来一样，痛得要死，也不敢太用力按。您给说说这是什么原理啊，轻轻地按一按好像腰痛也会有所缓解。

程云林：

非常高兴您找到了和身体沟通的语言，您自己的判断是对的。按到左脚的跗阳就很痛，说明您找到了治疗的关键，继续按揉这个穴位，一直到不痛了，腰痛也就好了。

网友 huigrp：

看来我的思路是对了，边探索边学习，这种感觉实在是太好了，谢谢老师！今天一有空就按跗阳，按了一天了，感觉腰痛好了 80% 了，真的很神奇啊，好开心！

网友心境：

尊敬的程老师您好，我刚刚生完小孩两个月，已经出来工作了，但是我发现一种很奇怪的现象，就是只要出门走一段时间，左胸下四指的位置就有点疼痛（之前我以为是走急了，后来我放慢脚步还是一个样），但是也不是很剧烈，就像吃饱饭走路走得很急那种痛，以前从来没有过的，老师能否帮我解答一下这是什么原因造成的呢？谢谢您！

程云林：

您好！您的情况是有点气滞了，让老公帮您做做“逆膈按摩”吧！每天做，坚持一段时间。还有就是在疼的时候，按同侧手臂无名指连线上的痛点（手腕向肘三横指处的支沟穴，在三焦经上），三到五分钟应该就好了。

网友心境：

程老师您好，上次跟您说的我左胸下四指处痛的问题，我依照您的方法叫我老公帮我按摩了，也不知道按得准不准确，但是已经好几天没有发作了,昨天在外一天都没问题,您的方法真是神了。真是太感谢您了！

这样减肥才健康——减肥是个系统工程

减肥是个系统工程，想用节食、抽脂、吃减肥药等简单甚至粗暴的方法迫使身体一下子瘦下来，显然是不现实的，也是有害的，减不好身体就成了“豆腐渣”。

一切都是最好的安排，环肥燕瘦总相宜

绝大多数时候，我都会提醒寻求瘦身的朋友先检视一下自身，是否真的需要减肥。大众审美的影响，会使很多人对形体的满意度产生歪曲。环肥燕瘦，各有各的美，承认身体的智慧，它会让你更轻松。

对绝大多数女性来说，好像体重永远不够理想，把减肥、瘦身作为“志向”的人不在少数，无论其本身是否真的超重。

恰好，减肥的过程正是调节身体整体健康状态的过程，因此我想以此为议题来和大家聊一聊。

在这里先给大家讲个故事，这是我的老师廖阅鹏先生最爱说的一个故事，也是我最喜爱的一个故事，名字叫做“一切都是最好的安排”。

第二章
自己是身体最好的药

从前有一个国家，地不大，人不多，但是人民过着悠闲快乐的生活，因为他们有一位不喜欢做事的国王和一位不喜欢做官的宰相。

国王没什么不良嗜好，除了打猎以外，最喜欢与宰相微服私访。

宰相处理国务以外，就是陪着国王下乡巡视。如果是他一个人的话，他最喜欢探究宇宙人生的真理。他最常挂在嘴边的一句话就是“一切都是最好的安排”。

有一天，国王又到草原上打猎，随从们带着数十条猎犬，浩浩荡荡地来到草原。

国王的身体保养得真好，筋骨结实，肌肤泛着光，好一派强国之君的气势。随从们看到国王骑在马上，威风凛凛地追逐一头花豹，都不禁赞叹国王勇武过人。

花豹奋力奔逃，国王紧追不舍。一直追到花豹速度减慢时，国王才从容不迫地弯弓搭箭，瞄准花豹。嗖的一声，利箭闪电一般，一眨眼就飞过草原，钻入花豹的脖子。花豹惨叫一声，仆倒在地。

国王开心坏了，他眼看花豹躺在地上，一时失去戒心，居然在随从尚未赶到时，就迫不及待地下马检视花豹。

谁也没有想到花豹就是在等待这一瞬间，使出最后的力气突然跳起来扑向国王。

国王一愣,看见花豹张开血盆大口咬来,下意识地闪了一下,心想:“完了！”

还好,随从及时赶上,立刻发箭射入花豹的咽喉。国王觉得小指一凉,花豹就闷不吭声地跌在地上。这次是真的死了。

随从忐忑不安地走上来询问国王是否无恙，国王看看手，这才发现小指头被花豹咬掉小半截。

国王的小指血流不止,随行的御医立刻上前包扎。虽然伤势不算严重，但兴致被破坏了，想想这事只能怪自己冒失，还能怪谁？所以国王只好带着大家黯然回宫了。

国王越想越不痛快,就找了宰相来饮酒消愁。宰相微笑着举杯敬国王：

“大王啊！少了一小块肉总比少了一条命来得好吧。想开一点，一切都是最好的安排！”

国王一听，闷了半天的不快终于找到宣泄的机会：“大胆！你真的以为这也是最好的安排？！”

宰相发觉国王十分愤怒，却毫不在意：“大王，真的，如果我们都能超越‘我执’，确确实实，一切都是最好的安排。”

国王说：“如果惹得寡人不高兴，把你关进监狱，也是最好的安排？”

宰相微笑着：“如果是这样，我也深信这是最好的安排。”

国王说：“如果寡人吩咐侍卫把你拖出去砍了，这也是最好的安排？”

宰相依然微笑，仿佛国王在说一件和他毫不相干的事情：“如果是这样，我也深信这是最好的安排。”

国王勃然大怒，大手用力一拍，两名侍卫立刻近前，他们听见国王说：“你们马上把宰相拖出去斩了！”

侍卫愣在一旁，不知做何反应。

国王大怒：“还不快点，等什么？”

伺卫如梦初醒，上前架起宰相，就往门外走去。

国王忽然有点后悔，大声说：“慢着，先抓去关起来吧。”宰相回头一笑：“这也是最好的安排。”

国王大手一挥，两名侍卫就架着宰相走了出去。

日子很快过去了。国王养好了伤，打算像以前一样找宰相一块微服私访，可是想到是自己亲手把他关进监狱，一时也放不下身段来释放宰相。国王深深叹了口气，决定自己独自出游。

国王走啊走啊，经过一处偏远的山林，忽然从山上冲下一队涂着红黄油彩的蛮人，三两下就把他五花大绑，带回山上。

国王这才发现事情的严重性，原来今天正是满月，这一带有一支原始部落逢月圆之夜就会下山寻找祭祀满月女神的牺牲。“他们不会是把寡人当成了牺牲给捉来的吧？！”

他哀叹一声，这下真的是没救了。心里很想对蛮人说：寡人是这里的国王，你们真是大胆！不过如果你们放了我，我就赏赐你们金山银海！可是嘴巴被破布塞着，什么都说不出来。

当国王看见自己被带到一口比人还高的锅炉前，柴火在熊熊燃烧，更是脸色苍白。

大祭司现身，当众剥光国王的衣服，露出他细皮嫩肉的龙体，不禁啧啧称奇，想不到现在还能找到这么完美无瑕的牺牲！

原来，今天要祭祀的满月女神正是“完美”的象征。

就在这时，大祭司发现国王的左手小指头少了半截，忍不住咬牙切齿咒骂了半天，原来，祭祀的牲品丑一点、黑一点、矮一点都没事，就是不能残缺。大祭司忍痛下令：“把这个废物赶走，另外再找一个！”

脱困的国王欣喜若狂，飞奔回宫，立刻叫人释放宰相，在御花园设宴，为自己保住一条命，也为宰相重获自由而庆祝。

国王向宰相敬酒：“爱卿啊！你说得一点也不错，果然，一切都是最好的安排！如果不是被花豹咬了一口，今天连命都没了。”

宰相回敬国王，微笑说：“恭喜大王对人生的体验更上一层楼了。”

过了一会儿，国王心念一动：“寡人救回一命，固然‘一切都是最好的安排’，可是你无缘无故在监狱里蹲了这么久，又怎么说呢？”宰相慢条斯理地喝下一口酒，才说：“大王！您将我关在监狱，确实也是最好的安排。”

他饶富深意地看了国王一眼，举杯说：“您想想看，如果我不是在监狱里，那么陪您微服巡访的人，不是我，还会有谁？等到蛮人发现国王不适合拿来祭祀满月女神时，那么，谁会被丢进大锅中烹煮呢？不是我，还会有谁呢？所以，我要为大王将我关进监狱而向您敬酒，您也救了我一命啊！”

国王忍不住哈哈大笑，朗声说：“干杯吧！果然没错，一切都是最好的安排！”

绝大多数时候，我都会提醒寻求瘦身的朋友先检视一下自身，是否真的需要减肥。大众审美的影响，会使很多人对形体的满意度产生歪曲。

环肥燕瘦，各有各的美，承认身体的智慧，它会让你更轻松。

当然，也有一些人确实需要对体重进行适当的控制，否则会对健康产生负面影响。但减肥是个系统工程，想用节食、抽脂、吃减肥药等简单甚至粗暴的方法迫使身体一下子瘦下来，显然是不现实的，也是有害的，减不好身体就成了“豆腐渣”。

系统调理身体，减掉臃肿体态

节食减肥可以肯定是错误的：节食虽然减轻了代谢的压力，但给身体提供的能量也随之减少，身体能量不足会导致难以把垃圾排出体外，受寒、经络阻滞的可能性也会增大，所以有的人吃得很少仍然会长胖，甚至越来越胖，身体也越来越差。

你为什么会发胖？

减肥不是个简单的事。弄清楚发胖的原因，有的放矢，一定比不分青红皂白就减肥的效果好得多。所以，我们来看看有些人为什么会发胖：

就像前面所说的，有些人的体重根本就很正常，认为自己“胖”是他（她）的审美观出现了问题；

有的人已经很瘦了，还在减肥，反而越减越肥；

有的人是因为长期受寒气的侵袭，身体为了抵御寒气，生成了脂肪；

有的人因为遗传基因的关系，天生就比较丰腴；

有的人脾胃虚弱，对营养的吸收有问题，在身体上形成了垃圾的堆积；

有的人肾虚，废水无法排出体外，最终形成中段肥胖的体型；

有的人缺乏自信，潜意识里就把发胖当做借口，结果真的体形肥硕；

有的人小时候受人欺负，潜意识里一直促使自己变胖变重，认为“吨位”增加了，就比较不会受到欺负；

有的人变胖是与某种情感状态相关的，例如母亲总是下厨端出美味佳肴，母亲过世后，个案就借由享受美食来追忆母子相处的美好时光；

有的人不懂得情绪调适之道，一碰到不愉快的事，就靠不停地吃来缓冲来逃避，久而久之，越吃越胖；

甚至有人小时候受过性侵害，在潜意识里使自己变胖变丑，降低性吸引力，来保护自己。

……

总而言之，不管是真胖还是假胖，原因都是五花八门的，而西医却只是简单地认定，人们发胖是因为生活水平提高了，人们摄入大量脂肪或者说是大量的热量，在身体里堆积造成的。很多人就依此说法，反其道而行之，一味地限食或者通过强制性排泄来减肥，屡战屡败，屡败屡战，陷入减肥减肥越减越肥的怪圈。可怜很多人减肥减了一辈子都不知道，“热量过剩导致发胖”这一说法根本就是某些专家一相情愿的自说自话，要不然也不会有那么多减肥失败的例证了。“有的人喝水都长胖，有的人怎么吃都不胖”绝不是玩笑话，而是我们身边活生生的事实。

当你决定减肥时，我建议您去菜场走走，看看我们要减的肥肉到底是什么？是肉案上那些与精肉（肌肉）紧紧结合在一起板板的肥肉（脂肪）？还是与精肉黏在一块，但非常容易剥离的那种泡泡囊囊的虚泡肉（长得很像肥肉）？

从生理的角度来讲，我们吃的食物，以米饭为例，在氧的帮助下，在体内形成多糖，再在氧的协同下，多糖转化为单糖，然后，进入有氧代谢，形成肌糖元（储存在肌肉）、肝糖元（储存在肝脏）和脂肪……这些物质是人体能量的储存，是人体的能量库，是在人体能量不足时，可以逆转的能量来源，在体内所占体积很少。未代谢完的部分糖就在缺氧状态下进行无氧代谢，形成身体的垃圾（那种泡泡囊囊的坏的脂肪），或者叫酸

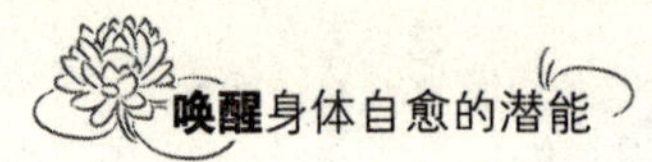

性物质，这些垃圾无疑才是引起肥胖的罪魁祸首！

中医还认为，受寒是发胖的最主要原因之一，寒气侵入人体，身体为了驱寒，调动大量的能量与之对抗，使身体免受其害，然后，这些能量与寒气相抵，就在受寒的部位堆积，形成垃圾，如果身体内没有多余的能量将之运送出体外，人就会发胖了！此外，痰湿、经络阻滞也是引起发胖的元凶。

这些减肥方法纯属雪上加霜

了解了人体发胖的原因，可以肯定地说，发胖是身体从亚健康向非健康状态过渡的重要体征，确实要引起足够的重视。增加身体携氧能力和能量的概念是减肥前要深刻理解的重点。理解了这些就能知道为什么有些减肥方法是不可取的，同时对正确减肥有一些体会。

节食减肥可以肯定是错误的：节食虽然减轻了代谢的压力，但给身体提供的能量也随之减少，身体能量不足会导致难以把垃圾排出体外，受寒、经络阻滞的可能性也会增大，所以有的人吃得很少仍然会长胖，甚至越来越胖，身体也越来越差。

减肥的目的首先不是体形的改变，而是为了身体更加健康！

通过大剂量的运动来减肥也是值得商榷的：运动消耗能量，减的绝大部分是好的脂肪。所以很多人在停止大量的运动后反而会发胖，就是因为身体的能量被消耗了，需要大量进食来补充，而氧并没有增加，垃圾自然就容易在身体上堆积。

减肥不是为了减重量（好脂肪），减肥应该减体积（垃圾）！

通过泻来减肥也是错的：身体的能量没有增加，泻了身体的垃圾，把能量也消耗了，能量缺失，身体变得更差，雪上加霜。

……

减肥必须先调整心态

心理因素的调整是减肥的首要条件。

从心理学的角度来说，人总会按自己的潜意识去“雕塑”自己的身体，使自己长成自己想要的体态。反过来说，人们都可以通过和潜意识的沟通，使自己变成自己想要的样子。催眠就是使人意识与潜意识沟通最好的途径。我和我的同学刘晓鹏先生都曾就催眠在减肥中的应用做过大量的研究，并在减肥个案中，取得显著的效果。在今后的文章中，我也会逐步将催眠对健康各方面的影响向大家作更进一步的讲解。

对减肥这个问题来说，心理因素一定是最重要的因素之一！我一般都会在第一时间建议真正决心减肥的朋友，求助于心理专家，提高自信，解除影响健康和体态的负面心理因素（可采用“年龄回溯”等专业手段），甚至在潜意识中直接植入使身体更健康、体态更完美的正面指令，使身体真正地健康，体形自然恢复到理想状态！

身体能量提上来，体内垃圾排出去

正确的减肥方法，应该以提升身体能量，增强代谢能力为基础。

想减肥的人要稍稍注意点饮食。对任何人来说，爱吃的就是身体需要的，不需要特别忌口。同时，山药红豆薏米粥最好天天吃。淮山药、小红豆、薏米以 1∶1∶1 的比例熬粥，喜欢的话，还可以加点红枣，每天一到两碗，补充气血能量的同时，还有瘦身的效果；常喝冬瓜汤（不爱吃素的人可以喝冬瓜排骨汤），有利于身体垃圾的排出，萝卜汤也很好；饭前喝汤比饭后好，喝完汤再吃饭，饭量会小一点，南方（广东一带）人偏瘦和饭前喝汤不无关系；养成喝茶的习惯，条件允许的话，用晒干的玉米须 10～15 克，加 250 克沸水冲泡代茶饮用，有利尿和减少体内胆固醇存积的作用，从而起到减肥之效……

切记，冷饮、冰水是大忌！天气较热或者运动以后，很多人都喜欢吃冷饮、喝冰水来降温，殊不知身体发热后，心脏启动了散热的程序，以保护内脏，而这时候吃冷饮、喝冰水，给了身体一个错误的信号：体温降了，不需要散热了。身体停止降温，深深伤害了心脏，心包积液增加，反而使人发胖。老外中胖子比中国人中多得多就是这么来的。可以说，吃冷饮、喝冰水引起发胖的可能性要远远超过高热量、高脂肪的食物。

一日按摩减肥法，减掉臃肿体态

经络按摩对减肥有着不可忽视的作用。

随时揉手心的劳宫穴，可以快速补充心血能量。心血能量足，身体才有能力排除垃圾。

最重要的是，坚持“一日按摩减肥法”，可以轻松减掉一身赘肉，而且绝无副作用。

上午十点左右，阳气上升，开始做如下按摩：

1. 将左手大拇指贴在双乳连线正中的膻中穴，闭上眼睛，感受手指与心跳的同步跳动，不用着力，就这样集中精神，持续五分钟左右（膻中为任脉要穴，在古“点穴法”中为死穴，所以只建议做意念的按摩，不可用力按压）。

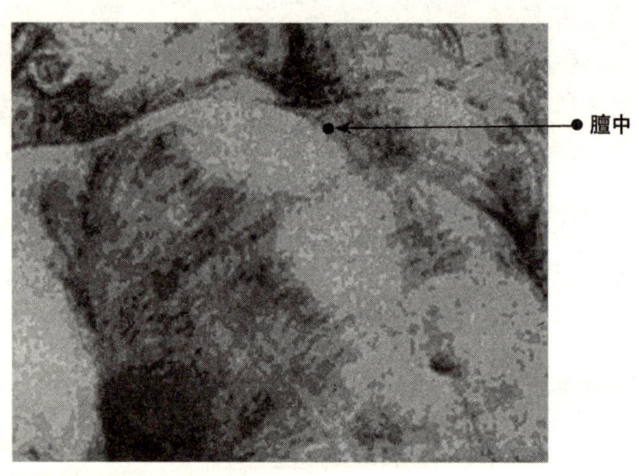

2. 用双手的指腹，从面部额头开始向脑后梳头，梳三分钟左右。

3. 双手握拳，沿脊椎两边向下敲打，以自己感觉舒服为好，一直向下，最好能到小腿以下，反复来回敲打，持续三到五分钟。

4. 掐按昆仑穴三分钟，再沿昆仑到小脚趾按压，如发现有痛点，就在痛点多揉一会儿（疏通膀胱经，排除垃圾）。

5. 按摩心包经。从劳宫开始，按揉三分钟；向上，按压内关三分钟；再向上，按压曲泽三分钟；再向上，用掌根在乳头旁一寸处的天池穴揉三到五分钟。

下午两点钟左右，阳气下降，常敲如下经络并按摩穴位：

1. 双手自然下垂，握拳（松握，不用力），一只手抬起来，敲另一只胳膊，从肩到大拇指和食指中间（合谷穴附近），来回敲三分钟。换手再来一遍。

2. 做“金鸡独立”状，站不稳可以用一只手扶着桌子或椅背，闭上眼睛，

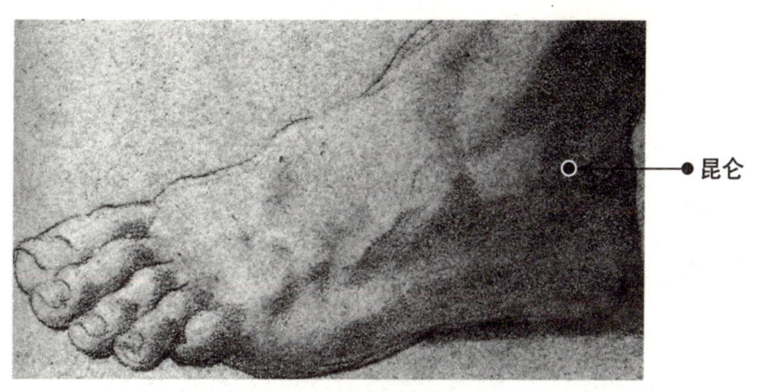

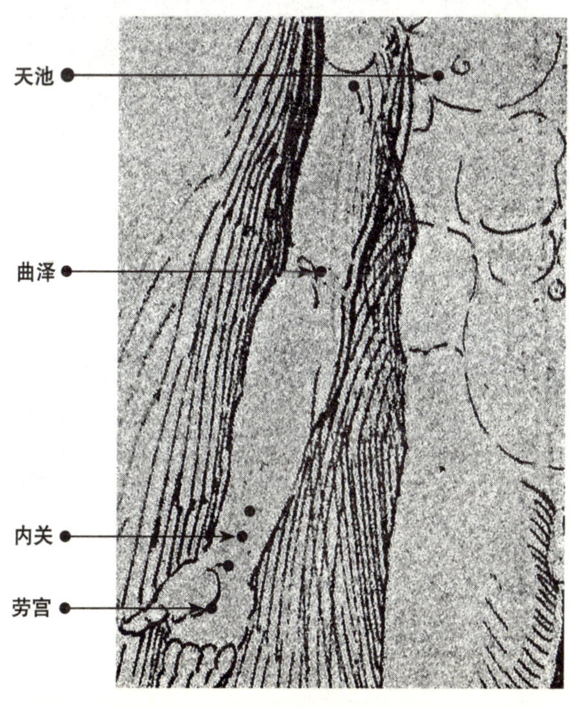

敲胆经（大腿两侧四个点，每个点相距一拳）五分钟。敲完会感觉通体舒畅，很舒服。敲胆经对大腿两侧的肥肉和腹部赘肉的消除都很明显。

3. 揉足三里穴三分钟。如果手揉得不方便（特别是胖的人，浑身都是肉，会够不着的），可以用笔帽代替手，在穴位上揉就可以了。

到了晚上，洗脚的时候补补肾。揉太溪、复溜各三分钟，然后用热水泡脚，水里面加点盐（微咸入肾），一边泡脚一边用拳头揉腰眼（肾俞穴）。

洗完脚，双手握拳敲带脉五分钟，一边敲，一边会放屁，还会想上厕所解便。很好。排排垃圾。

上床后，搓搓脚丫，特别是推推大脚趾和第二个脚趾之间从太冲到行间的位置，每边三至五分钟，退退肝火。

只要持之以恒，一段时间以后，臃肿的体态就会日渐苗条了。

更重要的是，通过科学的减肥方法，还可以有效调整身体状态，让

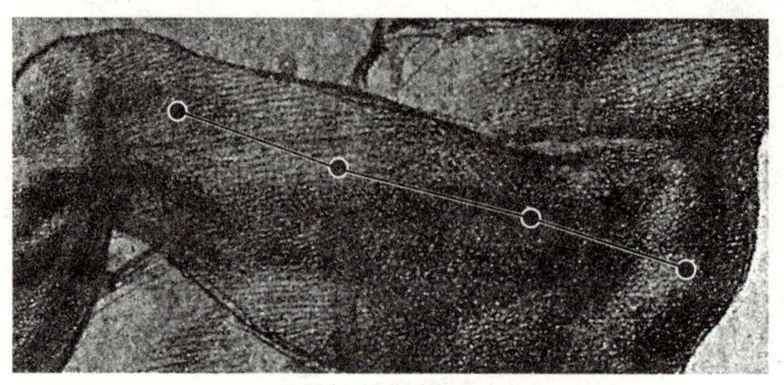

胆经在大腿部位的循行图

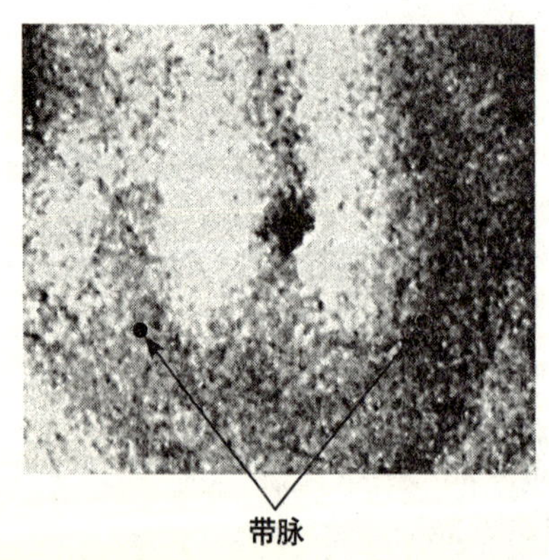

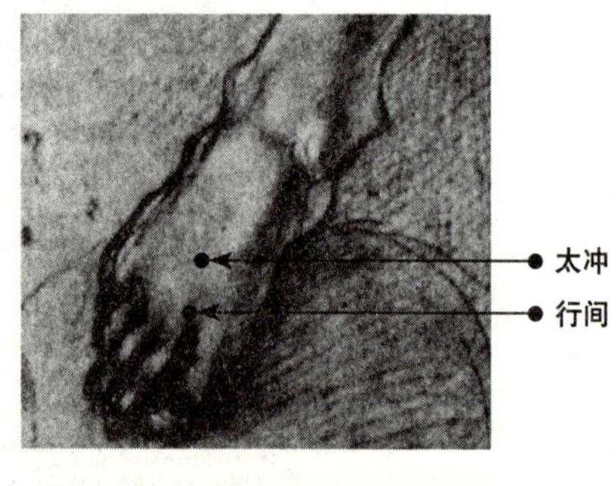

内在的自愈能力更好地发挥出来，那样，身体必然会和身材一样越变越好，我想，这才是你真正想要的吧？！

【自愈录】

网友 wxlyhrong：

程老师，您好！我有个问题想向您请教。最近我看了您关于减肥的文章以后，只是在晚上用热水泡泡脚，白天的按摩因为没有时间所以很少做，但是很意外的我最近瘦了，最主要的是我的肚皮恢复到生小孩子之前的坚实了，真的很高兴。

网友唐曹高速：

从四个月前开始，我每天敲胆经两次（一次 50 组，200 下），推腹一次（150 下），到现在体重下降 21 斤了，而且感觉特别好。谢谢程老师！

网友暖暖的：

程老师，我听朋友介绍了一种减肥方法，她说一边吃泻药，一边吃十全大补丸，减肥很有效，还治疗便秘，还不影响身体，这种方法能用吗，老师？

程云林：

您说的这个方法我听过，不过一边伤着身体，一边补，是不是有点像我们常说的“打一巴掌揉一下”啊？

身体会真的喜欢吗？如果它不喜欢，一定会在今后的某一天来报复的。要当心！

女人宽心就是福——妇科疾病轻松调养

三阴交是妇科问题的通用穴，不论月事不调还是痛经、乳腺炎、小叶增生、子宫炎、子宫肌瘤、卵巢囊肿等，都可以通过按揉三阴交而有不同程度的改善。这个穴位就是我们女人的保护神。任何妇科问题发生时，它都会很敏感，提醒你去揉揉它。

妇科问题主要集中在身体的两个部分：一是胸部，二是盆腔。其主要根源当然是我们平常所说的内分泌紊乱。其实更深层次的原因却是压力和焦虑等紧张情绪。“解铃还须系铃人”，从情绪和情感入手，一定是解决这类问题的根本之道。另外，经常按摩与此类问题相应的穴位，对激发人体内在的自愈力、调整内分泌系统也有着莫大的帮助。

女人也要有“像大海一样宽广的胸怀”

我们常说“女人要对自己好一点”，那怎样才叫对自己好呢？是吃得好、穿得好、有钱花？还是工作顺利、老公听话、孩子乖巧？都是但也都不是。对自己好，更重要的是减轻压力，远离焦虑。易扰乱气血运行，心理缺乏幸福感的女人在身体上一定会先出现妇科问题：压力大，无论是工作还是生活，都会造成内分泌紊乱；焦虑同样会使人内分泌失调……

有的小姑娘，小小年纪就月事不调、痛经，与学业紧张、压力过大和缺乏有效沟通、疏于释放不无关联。

长大之后，生活的压力、感情的困扰、工作上的烦心事……纷至沓来。情绪不稳定，又易忧郁、急躁、思虑过度，这些因素都会扰乱气血运行，导致内分泌失调。小叶增生、卵巢囊肿、子宫肌瘤就开始来找我们了。

在绝大多数案例中，感情的困扰是引起这些难言之隐的最主要因素，而女人天生又在这个问题上的思虑要远远超过男人。

所以，学会释放情感、少生气、不钻牛角尖、拿起也能放下、减少不切实际的追求、开朗、乐观对自己是最重要的。“像大海一样宽广的胸怀”不仅仅是说给男人听的，“宽广的胸怀”为预防和治疗疾病留出了最大的空间和可能。

有时候我们不是不幸福，是我们对幸福的想法太多。当愿望不能实现时，自然就觉得不幸福了。幸福就是满足，对已经拥有的一切抱持满足的态度，是最幸福的。

毕竟，一切都是最好的安排！

常按妇科要穴，疾病轻松解决

前面说过，调整内分泌系统最重要的是消除生气、急躁、焦虑等负面情绪，在我们的身体上就有一些“消气”的穴位，如太冲穴，可以在不良情绪和压力出现后，帮我们缓解它们对身体的损害。

另外，三阴交是妇科问题的通用穴，不论月事不调还是痛经、乳腺炎、小叶增生、子宫炎、子宫肌瘤、卵巢囊肿等，都可以通过按揉三阴交而有不同程度的改善。这个穴位就是我们女人的保护神。任何妇科问题发生时，它都会很敏感，提醒你去揉揉它（在上午九点到十一点脾经血气最旺的时候揉，效果最佳）。

三阴交在脚内踝向上四横指处，是肝经、肾经和脾经的交会处，对

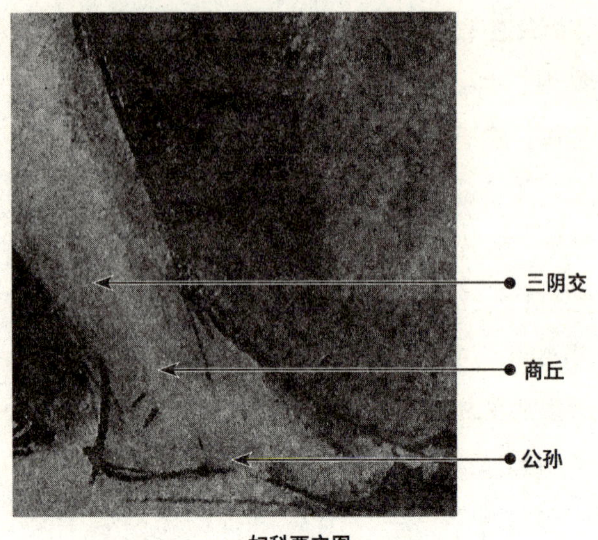

妇科要穴图

这三条经络上的问题都有作用。

能帮助我们的还有身体上的“第一消炎药”——商丘！

商丘在内踝前缘偏下的地方。这个穴位可以把新鲜血液引到病灶，所以对各种炎症都有很好的疗效。尤其对于下身的炎症更为明显。各种妇科炎症（尿道炎、膀胱炎、子宫炎、子宫内膜炎、盆腔炎等）都可以求助该穴得到缓解。

公孙是个辅助穴位，大概在脚弓的中点靠近大脚趾这一侧。公孙穴是一个枢纽，有通气、活血、解淤之效，对于引起妇科问题的淤滞有缓解的作用。

敲带脉对于女人来说，不仅有减肥的作用（连续两个月以上，效果立现），也可以很好地帮助解决妇科问题。

晚上临睡前从腹部往大腿根用手推一推，可以调动盆腔的内在自愈能力的发挥。

还有就是别忘了敲敲八髎。传统中医认为，八髎是解决生殖系统问题的最重要的按摩区，无论男女（包括男人的前列腺问题），只要相关问题发生了，都会在这几个穴位附近有痛点。揉揉更健康！敲打也很不错，

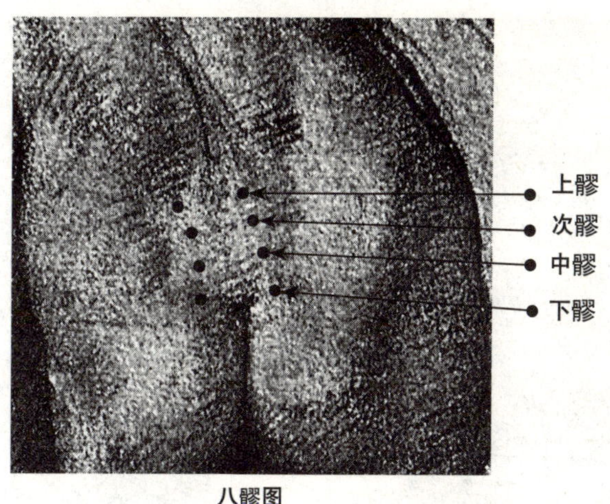

八髎图

又方便，又不引人注意。

乳房出现问题，同样与压力和焦虑等因素密切相关。除了可以按摩前面说的公孙穴，还有个老朋友可以帮我们——肩井穴！乳腺增生、乳房疼痛、乳腺炎都可以求助于它。这个时候往往肩井也会痛，多揉肩井，揉到不痛就最好了。

防治乳腺增生还有个重要的穴位——渊腋。

渊腋在腋窝下四横指处。有的人腋下容易出汗，这个穴位还可以起到止汗的作用。

当然，有部分妇科问题仅通过补肾就解决了。所以，在绝大多数时候，我建议在按摩以上穴位的同时，用热水泡脚（稍加点盐），按摩腰眼，要是能再按摩太溪、复溜，效果就更好得多了。

总之，女性的问题最好还是能通过改善心情来缓解。如果出现了问题，就更得亡羊补牢了。幸福的女人不生病！不生病的女人更幸福！

谈了女性问题，不谈男性问题好像缺了点什么。不过，相对来说，男性问题要简单点了，一般通过补肾就可以有很不错的缓解。对于男性中最常见的前列腺问题，与妇科问题一样，脾经上的穴位可以起到较好的治疗作用。特别是从三阴交向上四横指的漏谷穴，对前列腺问题的效果很好，一定要坚持按摩。

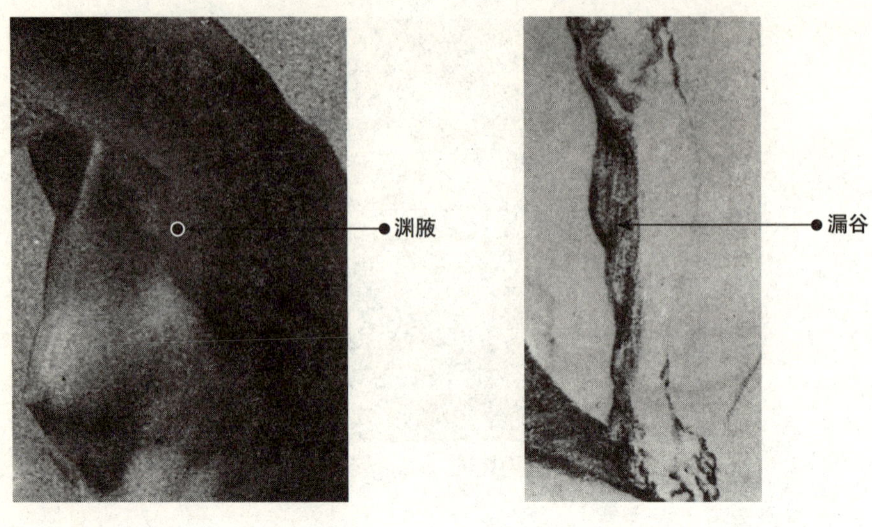

【自愈录】

网友 eminbey:

程老师您好，有两个非常重要的问题想问一下您，也是在现代人中非常普遍的两个疾病：1. 体内寒气、湿气很重，这个好像是一切疾病的根源，不知道对不对。除了您说的喝山药红豆薏米粥以外，还需要做什么？另外这种体质的人可以游泳吗？ 2. 很多男性都有前列腺炎，不知道对这个问题您有什么好的办法没有？非常感谢！

程云林:

1. 您所说的只能说是一部分人的看法，我认为：一切疾病的根源都是人的潜意识不能正确对待身体所致。不过任何体质的人对游泳都没什么大的禁忌。2. 前列腺一般会有三种情况伴生：前列腺炎、前列腺增生、前列腺肥大。所以治疗最好是三方面都照顾到：消炎、增加男性激素（睾丸酮）分泌和软化血管（前列腺的生理结构和血管一样，都是由胶原纤维组成的）。

网友 eminbey：

程老师您好，您讲解了治疗的三方面，那可以具体告诉我们要通过哪些手段和方法来治疗吗？非常感谢！

程云林：

如果不介意的话，我想用蜂产品的效果相对直接和快速（我曾对很多天然产品有过研究，特别是蜂产品）。

前列腺的基本用药前列康就是纯的花粉片（花粉中含促性腺激素，可以让人自身分泌睾丸酮，前列腺肥大，也就是睾丸酮减少引起的细胞组织的增大，自然就会得到缓解）。但是，也有将花粉片用在前列腺问题上效果不明显的，就是因为还伴生有前列腺炎和类似于血管硬化般的前列腺增生。如果加上蜂胶同时服用，就能对炎症和胶原纤维增生同时产生明显的疗效。

还有就是配合补肾，那样效果就更好了。

网友 eminbey：

程老师您好，您介绍让我吃的蜂胶和花粉我坚持吃了，果然非常有效果。现在感觉自己好很多了。谢谢！

网友 mimideng：

程老师，看了您介绍的补肾的方法，我已经买了蜂王浆和蜂花粉回家，但是就不知道每次该吃多少的分量。我老公有弱精症，我自己则有子宫内膜异位症，我们很想要小孩，但看中西医很久了都没有如愿。希望老师指点，谢谢老师！

程云林：

您老公要补肾！您要补肾和关注妇科的问题（前面文章都有）。蜂王浆和花粉量可以加大到卖家要求量的三到四倍。

网友 mimideng：

程老师，我向您反馈情况来了，原先因为不孕打算做人工受孕的，后来按老师说的吃蜂王浆、按穴位、听催眠音乐，坚持了一个半月，现在我怀孕了，谢谢老师！但是怀孕后我有个问题，就是抽血检测中我的雌二醇水平很高（可能跟前期吃了促排卵的西药有关），老师有没有办法帮我降下来呢？

程云林：

您好！首先要恭喜您！是您的爱和坚持让宝宝来到的，他（她）一定会以健康来回报爸爸妈妈。

促排卵的药物确实会引起体内雌二醇过高，不过没关系，身体有其自然的调节能力，可以停了蜂王浆，催眠治疗和按摩坚持做，慢慢就好了。

祝福全家安康！

网友 mimideng：

程老师，那我现在做的按摩还是针对妇科的八髎穴吗？

程云林：

您说得对，按摩的穴位还是以八髎为主，要轻一点，不要太重！还有没事多揉揉腰眼，用热水加一点点盐泡脚（以自己舒服为度）。

网友伊人孤独：

您好！请问晚期卵巢癌症患者应该怎么调理？我妈妈今年 64 岁，前不久查出患病，目前做了手术，还没有完全清除，但现在身体恢复得不错，胃口还可以。体虚，血糖保持在 8 左右，有打胰岛素。谢谢您，急盼解答。

程云林：

请让您妈妈按上面的文章补肾。每天敲八髎，并按脾经的三阴交和地机（几乎与足三里在胫骨上相对的内侧），对妇科和糖尿病都有效。

网友游戏法官：

程老师您好，我想问一下，女性小叶增生要怎么治啊？谢谢！

程云林：

小叶增生有两个穴位可以帮助你，“肩井”和“渊腋”，每天每边五分钟按压，很快就会有作用的。

爱抚治疗儿科百病

爱你的孩子，一定要记得经常爱抚他（她）！让孩子感受到你满满的爱，就是他（她）健康成长最好的动力！

爱孩子，有这几件小事你一定要会做：第一件，当孩子发烧、感冒时，千万别去医院，用你的大拇指或者你的掌心，从孩子的掌心（劳宫穴）推到他（她）的肘窝（曲泽穴），也就是沿心包经，一般左手五百下，右手三百下，烧立退！

我有个客户，去深圳小孙女处，正好小孙女发烧，她试着做了后，开心地打电话给我：程老师，真的管用。怎么会这么神奇的呀？是啊，有你的爱心，感冒、发烧根本就不是问题。唯一的问题就是你别因为简单而忘了做，更不能偷懒用其他东西代替你的手（你的爱的能量），原因谁都清楚，孩子的皮肤太嫩，别伤了他（她）。还有就是记得是从手心推到肘窝，别来回搓。

这个方法有个好听的名字：逆推天河水。而且它对鼻子不通、流涕等问题也管用哦。

第二件小事就是，记得常用你的鱼际去搓揉孩子的鱼际（在孩子，

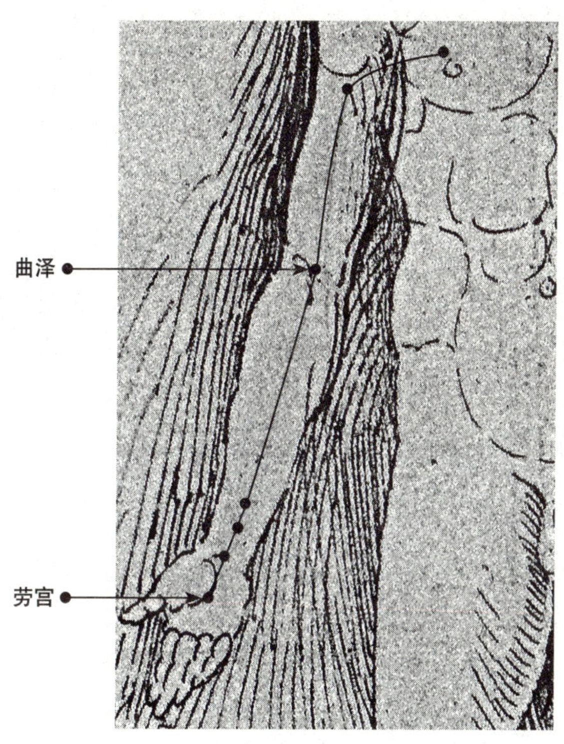

心包经循行图（天河水）

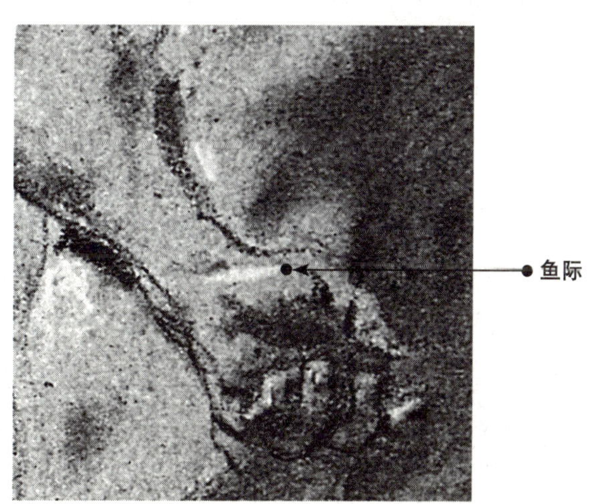

被称为“板门”)，孩子的食欲和睡眠都会好转，长得壮壮的，多好。

还有，经常帮孩子敲打敲打大腿的外侧（胆经），对他（她）的发育也很有帮助。

经常有家长跟我抱怨，说孩子入睡很困难，怎么哄都没用。不妨试试在孩子临睡前轻轻地晃动他（她），可以放点轻音乐，声音要轻，最好轻到几乎听不到，并替他（她）轻轻地搓太冲到行间的位置，经常对他（她）发出“嘘……”声，在孩子的语言里，“嘘”就是“我爱你”。然后，让他（她）躺在床上，双手从他（她）的额头开始向下抚摸，绕过太阳穴，过肩，从他（她）的胳膊一直摸到小手。自己心里想着（也可以轻轻地说出来）:“你的血液从头顶流到脚底，你越来越困，很快，你就不知不觉地闭上眼睛，进入很深很香的睡眠状态……明天，你会准时在 × 点醒来，醒来后会很清醒，很舒服，一天都充满活力。”反复地做和想。不几天就应该显效了。

总之，爱你的孩子，一定要记得经常爱抚他（她）！让孩子感受到你满满的爱，就是他（她）健康成长最好的动力！

【自愈录】

网友月色小舞：

程老师，看了您的帖子，很感兴趣，就照做了一些。我孩子今年6岁，她大概每隔一两个月就会咳嗽，到医院检查，医生基本都说是喉咙发炎。看到您的帖子时，我孩子刚好在感冒后期，感冒好了以后又开始咳嗽。我就给她做逆推天河水，咳嗽了以后也没有给她服药，而是参照您的建议按压内关穴。白天咳嗽好一些了，晚上还是很厉害。昨晚突然流鼻血，很多。我上网查了一下，说流鼻血可能是气血上逆引起的。我想向您请教两个问题：

一是流鼻血会不会跟我做了逆推天河水，引起气血上逆有关？

二是像她这样经常会喉咙发炎、咳嗽的情况应该怎么做才能改善？

谢谢了！

程云林：

一、逆推天河水不会引起气血上逆。流鼻血和逆推天河水没有必然联系。可以把蒜捣成泥，在她脚底的涌泉敷贴，哪边流敷哪边。

二、多按揉她的板门附近，用整只手抓捏她的小臂到大拇指，大拇指外侧尤甚，特别是小臂靠腕和小臂靠肘的地方。

网友 sdstlh：

程老师，有关“逆推天河水”，我有上网查过资料，说内热引起的发热才可使用，寒湿万不可用，因为这一招是泻火泻阳气的。不知您如何看待这个问题。如果确实这样，那么因受寒引起的感冒发热该如何对待？

程云林：

很多问题在不同的医生那理解都会有所出入，甚至截然相反。所以，我常说：治疗的结果在绝大多数时候取决于医生的理解。

中医确实有补泻之说，不过，在临床上，按摩是相对安全的，就是按错了也没有太大的关系。并且，“逆推天河水”对孩子任何原因的感冒、发烧、流涕等问题均可收到不错的疗效。我常给我自己的孩子做，请放心！

网友藏情于心：

程老师您好！我儿子今年 7 岁了，从小到大生病几乎都是因为扁桃体发炎脓肿，引起高烧，需要输液才能退热。而且次数频繁，有时一月有两三次之多。像这样的孩子应该怎样调理？

程云林：

对于扁桃体发炎，有一个很好的偏方你不妨试试：晚上睡觉前取大蒜三四瓣去皮捣烂，敷在孩子合谷穴，用瓶盖把蒜泥扣住，胶带固定，第二天早上取下就可以了。效果非常好。

补身先补肾，补肾有绝招

太溪，加上太溪向上两指处的复溜，补肾就可以初见成效了。复溜从字面上可以理解为“让不动的液体重新流动起来”，与太溪相对应。两个穴位每天按上三五分钟，比吃多少六味地黄丸都管用。

有个朋友托我和家里的老人聊聊健康方面的问题，而我正好最近事多，走不开，好不容易凑了个大家都方便的时间，把他的母亲请到了我的办公室。

阿姨一进门，办公室就弥漫开新年的气氛——一个语速很快的老人，声音又脆，就像一挂挂鞭炮在耳边炸响，好过瘾！有时候，一个开朗的人真的很有感染力。大家欢声笑语，乐开了怀。

正巧另一个朋友打电话来，说前一天有位邻居，深受“丹毒”（南京人叫“连疮腿”）之苦，向我求救，我当时让这个朋友转告患者，先按太溪和复溜，才按了两天，就开始消肿了，朋友特地打电话来道谢的。

接完电话，礼貌性地把事情略说了一遍，没想到引起阿姨的强烈共鸣。

“是的呀，我也刚刚得了‘连疮腿’，才好。”

说着，阿姨快速地卷起裤腿，给我们看小腿上还没好全的样子：

“这鬼东西可害死人了，看了好多医生，用了各种各样的方法都不容易好，前前后后花了几个月的时间，上个月，正好我们老年舞蹈团请的外地老师来，我一瘸一拐就去接人……后来好不容易把人送走了，腿上却犯得更严重了。这可怎么办呢？后来，人家介绍我用了一种膏药，还真不错，叫什么来着？……不过还是没好利索。

“再后来，听别人讲，另外一种膏药特别不错，我就换了这种来用，结果一用，就好了，你们看……”

“阿姨，那你用的那个膏药到底是什么呀？”

“什么名字我不记得了。不过它上面有磁石，一贴就好了。”

“那您贴哪儿呢？”

……

我一看，阿姨歪打正着，正好贴的就是“太溪”和“复溜”！磁石贴在上面，作用和用手直接按摩相当。而“连疮腿”的发病区就在肾经的区域，按摩肾经的这两个重要穴位，补了肾，自然就使“连疮腿”的症状缓解了。

这才把话题转到补肾上来。

肾为先天之本

老百姓都知道：肾为先天之本。就譬如一栋建筑物，地基扎实肯定是很重要的。

就拿北方人的体质和南方人的体质来说：肾在北方，主水，主骨，主髓，黑色，其谷为豆……所以北方才有黑土地，盛产豆类，北方人的体格也要健壮得多。南方人（尤以西南为甚）则以大米为主食，米从稻来，稻为肺谷，肺主皮毛，所以南方人的皮肤普遍好于北方。

肾气足，身体棒。从某些方面来说，肾对身体的重要性确实不容小觑。说它是身体健康最重要的因素之一也不算过分吧？当一个人腰膝酸软、乏力、盗汗、耳鸣、脱发等症状出现的时候，我们就认为这个人该补肾了。其实，肾的问题远没有这么简单。

在云南，有些人被蛇咬了以后，会有当地的郎中用药把蛇毒控制住。但是，很多人虽无性命之虞，却老是伤口化脓，总也除不了根。这是怎么回事呢？原来，这些郎中在养病人呢，只要不除根，病人就老得来换药，自然就有额外的收入了。了解了肾的问题，很好办：忌盐！伤口很快就愈合了。肾者，其味咸，其嗅腐……

还有就是骨头的问题，每每有人和我谈到补钙和骨头的问题，我都要提醒他：肾主骨、肾主髓……与骨头最有关联的一定是肾。

大概十年前，在成都，帮一个朋友做了个关于糖尿病的电台讲座，重点讲糖尿病的防治和朋友代理的当时国内唯一药准字号的蜂胶对糖尿病患者的作用，就是那种被很多人不齿的电台里卖产品的讲座。因为对朋友的为人和对产品的了解，整整讲了好几个月才回来。期间，有位老人不停地打电话来，询问相关问题，并说要来买产品，还要求我一定要在。

后来的一天下午，来了一位年轻人，进门就自报家门，说是老人的“儿”（后来才弄清楚，其实是女婿），并且很不以为然地告诉我，他是成都某大医院的主治医生，对我说的并不信任，只是老人逼着才来的。

然后，以更加轻蔑的口气说：“其实，不管说得真假都没关系了，老人根本就是骨癌晚期，医院已经下了通知了，还有一个星期。只是老人自己不知道，一直以为自己仅仅是糖尿病罢了。所以，就买一个星期的‘安慰剂’吧。”

我被他的态度着实刺激了一把，就坚持让他买一个月用量的蜂胶（蜂胶不仅有调节血脂、血糖的作用，还有广谱抗菌和抗肿瘤的作用，并且当时在江苏省中医院正临床用于肝癌的治疗），要求一个星期吃完。同时赠送一个月量的药准字号的花粉片，也是要求他给老人一个星期吃完。

年轻人是真被我给逼急了：“花粉不是给女同志吃了美容的吗？干吗让老头吃这个呀？”

我找出《本草纲目》给他看：花粉，温补肾虚……

然后解释给他听：很多人知道花粉是可以吃的化妆品。确实是这样，花粉含美容的成分，会使人面色红润。而且，花粉是自然界营养最丰富的物质，能改善体质。但是如果从蜜蜂的角度来说，就不是这么简单了。蜂蜜和蜂王浆是给雌性蜜蜂吃的食物，而吃花粉长大的非受精卵，长大后就成为雄蜂，且一生以花粉为食，其唯一的社会功能就是与蜂王交配。所以，从“相应”的角度来说，花粉同样适合男人。前列腺用药最著名的品种“普乐安”（“前列康”的药品名），就是纯的花粉片。而且，对老人来说，温补肾虚才是最安全的……

年轻人一头雾水（在西医里，没人会认为骨疾病与肾有任何关联）：“那和‘老头’有什么关系啊？”

肾主骨、肾主髓……我又给他讲了骨头和肾的关系。

最后，年轻人在满怀疑虑地回去之前还不甘心：“这些东西对老头真的会有用？”我笑了笑，只是坚定地告诉他：“下个星期看吧。”

……

一个星期后的一天，年轻人满面春风地来找我：“程先生，真想不到，老头自己能坐起来了，也没原来那么疼了。”然后又在朋友那买了一个月的产品。就这样给老人一直服用了下去……

直到我回了南京，年轻人还打电话来告诉我：过年的时候（距我从成都回来，不过一个多月），老头能自己从卧室走到厨房了。太好了！可能恢复正常的生活只是迟早的事了。

再后来，因为忙，我也没再多过问。不过对老人来说，补肾确实在其骨肿瘤的恢复中起了关键的作用。

再回到肾主骨、肾主髓。髓与脑相通，肾虚对思维能力的影响也很大，有些年轻人有自慰的习惯，常常引起的后果就是身体虚弱和思维能力下降。有的青春期的孩子甚至因此学习成绩一落千丈，真的值得家长们注意。反过来说，补好了肾，对学习能力的改善和强壮身体都有莫大的帮助。

还有，女孩子十之八九爱看恐怖片、恐怖小说，不好，伤肾。中医和西医最大的区别就在这，西医只研究生理改变，而中医就情志对人的影响有深刻的理解，要不也不会像前面说的，把“心”列为君主之官了。

“东方怒，南方喜，中央思，西方忧，北方恐。”我们就要想一想，怒伤肝，肝为木，木在东方，肝火旺的人脾气大涨、急躁。这些都是我们知道的并能感受到它们是互相影响的。肾为水，在北方。恐惧过多对身体会不会造成负面的影响？尤其是肾？！

从中医或者很多自然医学的角度，养性就是修身。对自身德行的培养是保证身体状态平衡的基础。身和心是一个人的一体两面，身体健康心也就平和了，心宽广、德行高尚，身体自然会绽放出耀人的光辉。

食物相应能补肾

好了，来简单地说说补肾吧。

大道至简。补肾也没有很多人想得那么复杂，只要掌握一条就可以了：补的概念不是单纯的加法，绝不是越多越好，平衡最重要。就像很多人知道的，微咸入肾，过了就伤肾了。一样，豆制品补肾，而当肾出现了器质性病变的时候，豆制品就是毒药了。

“豆为肾谷。”为什么呢？就是因为豆子长得像肾，长得像一个缩小的“腰子”。很多人有喝牛奶的习惯，我都会建议换成豆浆，补肾即是补钙（肾主骨、肾主髓），如果不习惯豆浆的味道，也可以一半牛奶一半豆浆，就很好了。

有人会选用枸杞来做补肾之用，也有一定作用。毕竟，很多时候我们称枸杞为枸杞蛋嘛。

另外，肾为水，为黑色，所以，黑色食品都入肾。

民间有用黑芝麻拌盐来做补肾之用，效果很好。就是外面卖的黑芝麻，可以炒熟，稍加一点点盐，每天吃一点（可碾成末，当盐撒在饭上吃，每天一两左右足矣）。比豆类效果要来得明显。

还有前面提到过的花粉，和黑芝麻一样，温补肾虚。很好很安全。

揉捏双耳，健肾壮腰

《中藏经》曰："肾者，精神之舍，性命之根，外通于耳。"

肾开窍于耳。所以不少肾虚的人有耳鸣、耳聋的症状。在古代，有人认为耳朵可以对应人的全身，后来发展出专门的"耳诊"。民间更有"扎个耳环等于挂个药坛"的说法，就是把耳看做倒置的胎儿（胎儿在母体内的样子），而扎耳环的地方就对应于人的眼睛。

中医认为，医治肾脏疾病的穴位有很多在耳部。所以经常关注双耳，揉捏搓弹，可起到健肾壮腰、养身延年的作用。

可以双手握空拳，以拇指、食指沿耳轮上下来回推摩，直至耳轮充血发热。然后，两手分别轻捏双耳的耳垂，再搓摩至发红发热。然后揪住耳垂往下拉，再放手让耳垂弹回。

每天做个两三次，每次三分钟就可以有明显的补肾之效。

"鸣天鼓"也是传统的强肾健脑的方法，就是用两手掌掩两耳廓，手指托后脑壳，用食指压中指弹击 24 下，可听到"隆隆"之声。

按摩补肾，简单有效

用穴位按摩的方式补肾，安全又实效，最主要的是很简单，随时随地都能做。

谈到补肾的穴位，最先应该从脚底的涌泉开始。古有临睡搓脚心百下延年益寿之说。但是，涌泉最大的作用是引血气下行，临床上常用于敷药，治流鼻血、高血压、哮喘等症。有医家认为，此穴有泻肾气的可能，不可用大力按摩和艾灸。

我就曾见过这样一位老人，满头白发，皮肤晦暗。老人和我聊起来，自信满满："小程，我可注重健康了，看了很多健康书，也照着按摩方法做，真不错！”我就问她：“阿姨，那您觉得您的身体怎么样呢？”

“真的很好，除了有点口干症（我也不知道这是个什么症），天天要喝很多很多水，喝再多还是渴。”

……

我就很疑惑了：“那您每天到底做什么呢？都要按摩哪些穴位啊？”

“涌泉！天天先补肾啊……”

我一听，就知道麻烦了，难怪老人头发白、皮肤差、口干呢，泻了肾气了。

所以，这个穴位还是以搓揉为主吧。

再一个就是肾经的原穴太溪了。在我们的脚踝内侧有个窝，太溪就躲在里面偏上点的地方。“原穴”就是根本的意思，补肾一定不要忘了它，而且是阴阳双补，就是无论阴虚还是阳虚，通通都补。

太溪，加上太溪向上两指处的复溜，补肾就可以初见成效了。复溜从字面上可以理解为“让不动的液体重新流动起来”，与太溪相对应。两个穴位每天按上三五分钟，比吃多少六味地黄丸都管用。

热水泡脚，事半功倍

有一次和一位网友聊天，她介绍她妈妈是一位自学成才的中医，就是那种狂背偏方，靠偏方治病的医生。遇到的很多事非常有意思。其中

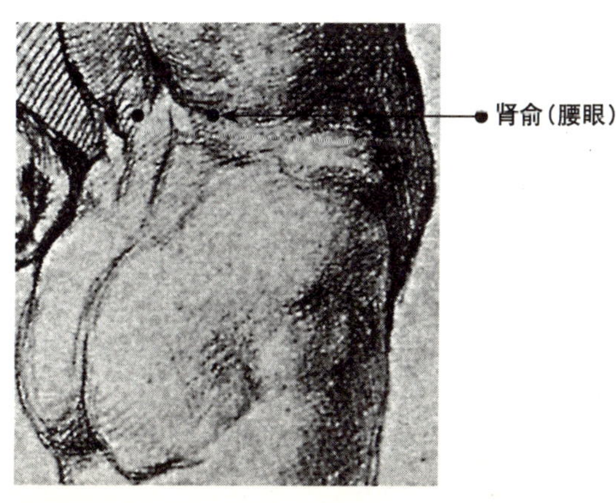

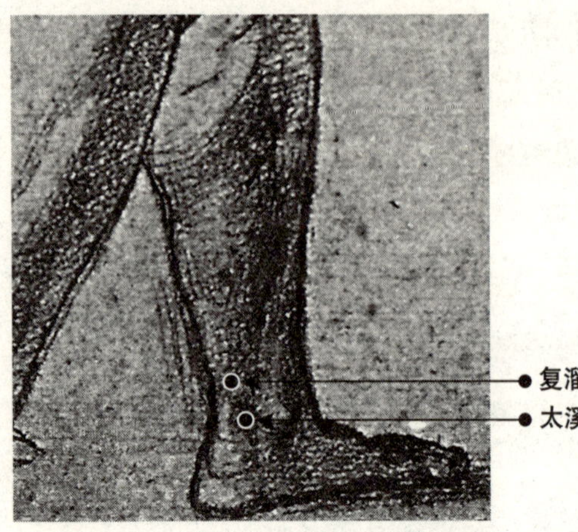

有这么一件事，有一个痛经的女孩，每到月事那几天都痛不欲生，辗转找到这位网友的妈妈，妈妈给了一条建议：用热水泡脚。结果，坚持了一段时间，居然把痛经给治好了。

其实一点都不奇怪，我对我见过的每个人都说，晚上临睡前要用热水泡脚，60℃左右的水温，里面稍稍放点盐，最好是那种腌菜用的大盐。泡脚的时间以身体泡得微微出汗为度。既能增强自身免疫，又有补肾之效（微咸入肾），何乐而不为呢？

要是在泡脚的时候，两手握成空心拳，一边泡，一边在身后画圈揉腰眼，也就是膀胱经的肾俞穴，有事半功倍之效！

【自愈录】

网友筱筱：

程老师好！我现在一个人刚刚到国外工作，身体不是一般的差，真的很需要您来帮我减轻身体上的病痛。

我的肠子一直有毛病。我的左小腹，直肠的位置，几乎是每天都疼，而且每天必拉肚子。稍微吃一点冰的、凉性的东西（比如说我自己泡的菊花茶），或者奶制品、豆制品就拉肚子，真的非常难受。来到这里，每天吃的都有辣的，而且都很不合自己的胃口，本想通过喝奶什么的来加强营养，可是现在不仅拉肚子，连奶都喝不了了。有时候我拉肚子的时候，还出现肠鸣的现象。真的很怕回国后自己都变成废人一个了……

还有，有时候我晚上喝多了水，或者醒来后赖床赖久了，早上起来就会腰疼，不知道是不是肾有问题。另外，我的右脸狂长痘痘，尤其是贴近耳朵的地方，是那种又红又肿又疼的痘痘，人们都说长痘痘是“左肝右肺”，难道是我肺不好？还是和我之前说的肾有关？

程云林：

您好！您的情况我大概看了一下，很遗憾不能亲诊。您的肾应该是有点虚了，请仔细看我这篇补肾的文章，照着做。补好了肾，腰也会不疼了，身体的整体情况也会好很多。

还有您拉肚子等情况，请每天记得按足三里和手三里。

长痘是身体自身的垃圾排不出去了，请在后背脊椎两侧和脚外踝到小脚趾处按压，找得到痛点就在痛点上下工夫，找不到痛点就整条都按。

最最重要的是要把心态调节好，最好每天都听一听我的催眠音乐。不要给自己太大的压力，压力降低了，肠胃的问题一般就会自己好了。要开心一点。

记得，一切都是最好的安排！

网友筱筱：

我太兴奋了！我按照程老师说的，这两天有事没事就按手三里、足三里，然后感觉肠胃舒服极了，是我近几个月来最舒服的两天了，就像从没发生过什么肠胃疾病一样。因为身体好，我的心情也好很多，真是太谢谢程老师了！

网友她是你的我：

涌泉穴引气下行，老年人肾气不足，故不适合按摩此穴，但可以用掌心在劳宫穴位置对照摩擦，夜间睡前施行尤佳，取心肾相交之意，可以促进睡眠质量。年轻人按摩涌泉穴前，则要先按压此穴，若有坑，且跳回原形慢，说明肾气不足，不宜按摩，可以先按摩太溪强肾，等肾气充足后，按压涌泉坑浅、跳回原形快时，再按摩为宜。愿与程老师商榷！

程云林：

说得不错！共同学习！

补钙其实很简单

在我们身体上，也有一个补钙的穴位，就是在大脚趾根部内侧的大都穴，具有促进甲状旁腺激素分泌的作用，对帮助钙质吸收很有帮助。

不知道从什么时候起，全国人民一夜之间都缺钙了。各种各样的钙片、钙粉、钙冲剂、钙溶液……你方唱罢我登场，好不热闹！

其实，补钙确有必要，但不一定要通过摄入外源性钙制剂来实现。只要重视以下五点，补钙其实很简单。

1. 钙来源，也就是“钙”。我们都知道，钙广泛地存在于食物中，甚至水里也有钙，实在不够的时候，有很多富含钙质的食物可供选择，并不一定要通过体外摄取钙来达到补钙的目的。

而目前市场上的钙制剂，国际监测表明，其平均吸收率只有百分之十几，最高的不过百分之三十左右。如果通过摄取钙制剂来补钙，成本忒高了。

缺钙不是缺的钙，而是钙的吸收成问题了，钙不能沉积在骨小梁上、形成成骨细胞，而是在骨头上形成赘生物（骨质增生），或者游离到血里，形成血钙浓度高等情况。所以补钙实际上要解决的是吸收的问题。

2. 磷。钙和磷要成比例才能被吸收。很多人听了“一杯牛奶强壮一个民族”的宣传，认为牛奶可以补钙，孰不知，在全世界，骨质疏松发病率最高的就是牛奶饮用量最多的国家。

牛奶里的钙磷比例并不合适钙质吸收。所以，除去三聚氰胺的困扰之外，停止用牛奶补钙吧。喝豆浆还比喝牛奶要好得多。

为了让钙质很好地吸收，最最建议每周吃一两次介壳类食物，比如虾、蟹等。

3. 维生素 D_3。维生素 D_3 是钙质吸收的重要因素。人体在太阳光下，能够合成天然的维生素 D_3，所以多晒太阳可以帮助钙质吸收是有道理的。不过，为了补钙，老是顶着个大太阳也不是个事啊。通过口服或者注射维生素 D_3 是个不错的方法，尤其在农村的小卫生所，可能还有那种维生素 D_3 的水针剂，很便宜，注射后的效果很不错的。

有些钙制剂里含有维生素 D_3，就是为了增加钙的吸收率。如果选用钙制剂的话，可以考虑。

4. 激素。一提到激素，很多人一脸的惊恐：激素？

人们谈激素色变，并不奇怪。在临床上，常常用到激素类的药，我们熟知的有强的松、地塞米松等。这些激素类的药主要是通过降低自身免疫来治疗结缔组织系统疾病和免疫系统疾病，如过敏、风湿、类风湿、哮喘、神经水肿等。既然降低了自身免疫，当然就会引起小毛病不断、体质变弱的表现，同时，满月脸、向心性肥胖等副作用也实在让人受不了。

同时，我要告诉你，人的一生就是激素的一生。孩子从出生起，随着激素分泌的增多开始成长；然后，有少数人因为生长激素分泌的不足，会得佝偻病、侏儒症，长不高、长不大；再然后，随着激素分泌水平到达最高峰，迎来我们貌美如花的年纪，二十岁左右（女性在十八到二十岁，男性在二十二岁左右），像鲜花盛开一样，皮肤最有弹性、光泽，身体各项指标到达最高峰；随着激素分泌的降低，身体向衰老走去，女人到了七七四十九岁前后，开始心烦气闷、潮热、爱发脾气……男性在七八五十六岁前后，去洗手间次数开始越来越多、站在小便池上面越来越下不来了——前列腺出问题了……

在钙质吸收的问题上，雌激素、甲状旁腺激素和生长激素是帮助钙沉积在骨小梁上，形成成骨细胞的重要因素。从缺钙明显的人群我们就可以得出这样的结论：孩子、老人和孕产妇，老人和孩子当然是在激素分泌的低谷，孕妇缺钙的原因则是激素不够两个人用。总之，激素是钙质吸收的重要因素。

当然，在医学上，不建议摄取外源性激素，包括用豆类提取的大豆异黄酮，对身体的副作用远远大于好的方面。那我们怎么办呢？

蜂产品中的蜂王浆和蜂花粉可以帮助我们。包括很多医生都不知道的是，蜂产品中，只有蜂王浆和蜂花粉含激素，而且是对人体有益无害的激素，它们都含有生长激素、促甲状旁腺素和促性腺激素。其自身并不含有雌激素，而是促使身体分泌激素的促性腺激素，可以使身体分泌内源性的雌激素，从而达到补钙的目的。

要注意的是，子宫肌瘤、卵巢囊肿、小叶增生等妇科疾病患者需要

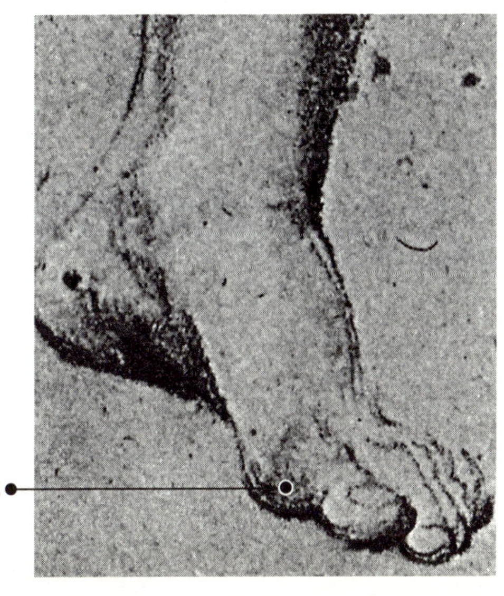

观察使用，因为这类病症是雌激素分泌不正常引起的，所谓不正常，不是过多就是过少，如果是过多者，服用蜂王浆和蜂花粉可能引起进一步的增大，所以要观察使用。也就是在服用一段时间后，观察患处有没有增大的迹象，如果有的话，就要停了。如果没什么反应，就可以长期使用，不仅对补钙有好处，还可以对这类妇科疾病达到好的治疗效果。

另外，在我们身体上，也有一个补钙的穴位，就是在大脚趾根部内侧的大都穴，具有促进甲状旁腺激素分泌的作用，对帮助钙质吸收很有帮助。

5. 补肾。补钙一定要补肾！肾主骨、肾主髓。与钙质吸收关联度最大的就是肾。补钙不补肾，就等于做了很多无用功。

补钙做到以上五点，就差不多了。否则，只是钙在身体里的堆积，并不能缓解骨质疏松、骨质增生等症状，反而增加了结石的风险。

有一次，在沈阳讲课，讲到这一段时，有个老人拄着拐杖哭了："程老师，我就是补钙补得一身结石啊！还股骨头坏死……"

在补钙的同时，有些蔬菜要注意：苋菜、茭白、笋、空心菜……这些蔬菜含草酸较高，最好在烧之前，用开水焯一遍，降低草酸含量。草酸与体内的血钙容易结合形成草酸钙，也就是结石。

【自愈录】

网友周芸520：

请问程老师，骨质增生是因钙无法吸收、沉积所致，能否通过补肾等来消除呢？有些老年人因增生导致的下肢麻木该怎么治疗？还有补钙怎么达到磷钙均衡？喝骨头汤能达到这个目的吗？

程云林：

骨质增生的本质就是钙的流失，然后在不该沉积的地方沉积了。钙补好了，都可以达到减轻骨质增生的作用。

下肢麻木如果是骨质增生引起的，所以还是以补钙为正途。如果方便的话也可以用白术煎汤，泡患处或搽洗患处，每天半小时，坚持一个月以上。

网友 angela：

程老师，您好！请问我患有巧克力囊肿，还能吃蜂王浆吗？

程云林：

对于女人来说，蜂王浆是最好的补品了。原因很简单：同样的卵，如果吃蜂蜜长大就是工蜂，生命是三到六个月；吃蜂王浆长大的就是蜂王，一辈子产卵，每天产卵两千五百粒，重量与其体重相当，寿命却长达三到六年。从相应的角度来说，您说蜂王浆对女人多好啊？不过能不能吃确实与囊肿有联系，可以这样说，观察食用，如果在短期内没有囊肿增大的迹象，就可以放心大胆地吃，对囊肿说不定还有好处呢。

健康就是美——由内而外的美容绝招

用手捋过胃经的人迎穴，自上而下轻轻地捋，一来缓解压力，使人心里安静；二来这是胃经通达面部的关口，多抚摸，可以让气血充盈，祛斑美肤，面色也会大有改观。

爱美之心，人皆有之。

几乎每次进行讲座的时候，只要是太太和我一起去的，都会有人围着问皮肤保养之类关于美容的话题，有时候甚至把原有的主题都弄丢了。

然后，我都要进行一次关于“美就是健康、健康就是美”的普及教育。

“美人”就是健康的人

中医讲究望、闻、问、切。

望诊之所以首当其冲，就是要从皮肤、面色等外观因素来判断健康的程度和内部疾病的外在表现。一个面容娇艳、有光泽的人肯定是相对健康的，而形容枯槁的人则很难和健康扯上关系。健康的人就是美人，病态当然毫无美感可言！

所以，美容的最佳方案还是和我一贯提倡的一样，是对身体整体状态的调整。很难想象，一个饱受工作和生活压力，还夹杂着感情纠葛的女人，能不在很短的时间内变成黄脸婆。如果不能整体调节身体的平衡状态，一切美容手段都只是权宜之计，不得长久。

举个最简单的例子，老年人开始长老年斑，绝大多数人认为是年龄大了，皮肤自然就差了，长点斑很正常。其实，这是内脏和血管的垃圾留存过多，在血管内壁形成了动脉硬化斑块，同时在皮肤表面表现出来了。这个时候，如果不能有效地清除血管内的动脉硬化斑块，轻则老年斑越长越多（血管内壁的动脉硬化斑块越来越多），重则脑血栓、心肌梗死、中风等恶性病变随之而来。而一旦我们采取了适当的措施，提高体内的脂质代谢水平，使血管软化，并清除掉动脉硬化斑块，老年斑立刻就见少了，甚至会完全消失。

内在美才是真的美

皮肤就是内脏的一面镜子。心肺功能差、肝胆郁结、痰湿流注、肾虚都会引起容颜上的缺憾。要想有美的容颜，一定要调节脏腑功能，求得内在美。内在美才是真的美。

回过头来说，中医上认为“肺主皮毛”，也就是说，皮肤的好坏全在乎肺的好坏，确实有一点道理，就像我曾经说过的，南方人的皮肤普遍好过北方人，就是因为南方人以大米为主食，米从稻来，稻为肺谷。

有一次有个朋友很兴奋地告诉我：程老师，我刚学了一个美容的方法，人家都说挺好的，你帮我看看吧？

我说好啊，那是什么方法呢？

“很简单，就是用淘米水，把脸浸进去，闷水。”

我一听，太好了，确实是个好法子！淘米水是肺谷之精液，而闷水时，毛孔会张开，自然滋养皮肤，更何况憋气会增加肺的运动，提高肺活量。如此总总，对皮肤一定会有好的作用的。

肺为娇脏，最忌攻伐。肺有问题时，一定要调整其他脏器才能使之恢复。否则，只能越来越糟。对待皮肤也是同样的道理，只有很温柔地对它，它才会给你耀人的光彩，一旦你很强硬地去对付它，它就要给你“好看”。所以，单纯用化妆品来维持皮肤的表面靓丽，最后一定会深受其害，总有一天，你会后悔莫及。

简单有效的美容小绝招

有一种收缩毛孔和祛除黑眼圈的小方法，非常不错：用茶包或者绿茶适量，用开水冲泡成茶水，把茶叶或茶包滤出，只剩茶水冷却后，倒入冰格，放在冰箱备用。每天晚上洗脸的时候，取两三块冰块放在水里，在脸上轻轻拍打，十分钟左右即可。

当然，睡眠充足和补肾对黑眼圈的祛除更重要。

而我太太则一直奉行我的独家秘法：每晚洗脸后，用新鲜蜂王浆在脸上薄薄地敷一层，当面膜，过一会儿，它会吸收进皮肤，不去管它，直接睡觉，第二天洗完脸，容光焕发。

而在平时，我都要朋友们，用手捋过胃经的人迎穴，自上而下轻轻地捋，一来缓解压力，使人心里安静；二来这是胃经通达面部的关口，多抚摸，可以让气血充盈，祛斑美肤，面色也会大有改观。

当然，不论有多少美容的小秘诀，都只是辅助我们看起来漂亮。想要真正做到从内而外的美，一定是身体整体调节到相对平衡的状态，而这种状态的基础一定是内心的平静、放松和由内而外的满足感。

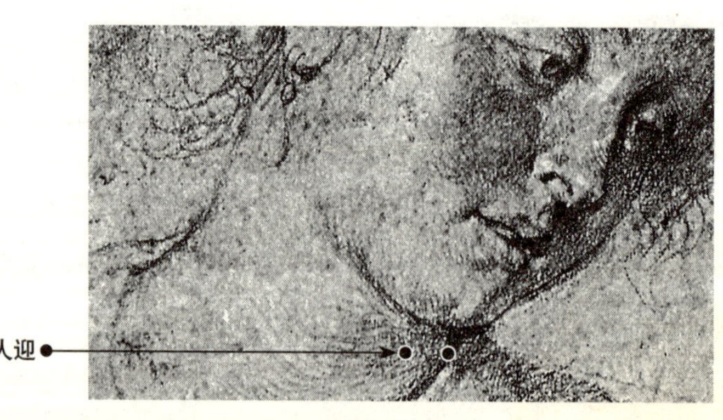

【自愈录】

网友山水柳桐：

程老师好，我今年25岁了，以前都不怎么起痘的，但是不知为什么，从今年6月份起，我的脑门开始起痘。刚开始时是很小的痘，很多，不红，仔细看或者摸才能发现，后来嘴上鼻子下面以及右脸颊开始起痘，这时痘痘已经变成红色的、可以挤出白头的痘痘了，同时脑门、眉毛上边、嘴边都断断续续地起痘、出白头、结痂、痊愈。现在我的右脸颊、发际以及嘴下的下巴两边也开始起小痘痘，就是很小不仔细看看不出来的那种，估计以后又是要破，然后结痂留疤，愁死我了，青春年少时候都没这样，现在倒是留了一堆疤……希望得到您的帮助！

程云林：

您好，可以每天敲带脉，然后在后背脊椎的两侧找痛点，找到痛点按摩，会逐步改善的。脊椎两侧的膀胱经是人体最主要的排毒通道，它通了，痘痘自然就消了。

网友奋斗的羊羊：

程老师，我妈妈五十多了，脸上和手上都开始出现老年斑。请问如何祛除动脉硬化斑块呢？

还有那个美容的方法，您太太抹的是新鲜蜂王浆，我用蜂蜜代替行不？另外再有几个月我就要结婚了，可是脸上因为长痘痘一直毛孔粗大，请问有没有缩小毛孔的好方法呢？

程云林：

最好还是用蜂王浆，它和蜂蜜可是两样东西啊，效果完全不可同日而语。蜂蜜是甜的，而且要黏一些，用来掺在里面倒是可以的，单独做并不合适。

缩小毛孔就用我介绍的茶水冰了,然后每天拍脸的方法,效果不错的。希望您做个美丽的新娘!

妈妈的情况最好食用些软化血管的天然药物,比如银杏叶片、蜂胶等，剂量放大一点，老年斑自然会随着动脉硬化斑块的消失而变淡、消失。

网友清枫柔舞：

程老师您好！请教您一下，对于女性脂溢性脱发，有什么有效的办法调理吗？(有气血亏虚、肾虚脾虚症状，虚寒体质)

程云林：

您好！请注意补肾、调理脾胃，另外每天可以自己从膝盖以下，沿腓骨两侧（外侧是胃经，里侧是脾经）从上向下捋（每次以5分钟以上为宜)，每天记得用双手的指腹从前向后梳头。坚持一段时间就好了。

经络通畅，健康无忧——新编经络锻炼法

首先是合谷、内关、足三里三个穴位的按摩。我小的时候，不论身体发生了怎样的问题，爷爷都会用针灸来帮助我，而这三个穴位几乎是必扎的，也就是说，这三个穴位相当于通用的穴位。

中医治病离不开经络。什么是经络呢？简单地说，经络就是人体内独特的信息传播通道。从某种意义上来说，它更像是光纤，把信息传达给身体的内部，从而使人体自愈的能力发挥出来，达到预防和治疗疾病（调节身体的平衡状态）的作用。

中国科学院教授祝总骧根据经络学说发明了一套“312经络锻炼法”，经过国内外数千万人实践，具有很好的保健治疗功效。在初次接触到这套锻炼法时，我就被它的科学性深深吸引了。在此，我特别将之稍加改动（使其操作起来更为简便易行），成为“新编经络锻炼法”，介绍给大家。

首先是合谷、内关、足三里三个穴位的按摩。我小的时候，不论身体发生了怎样的问题，爷爷都会用针灸来帮助我，而这三个穴位几乎是

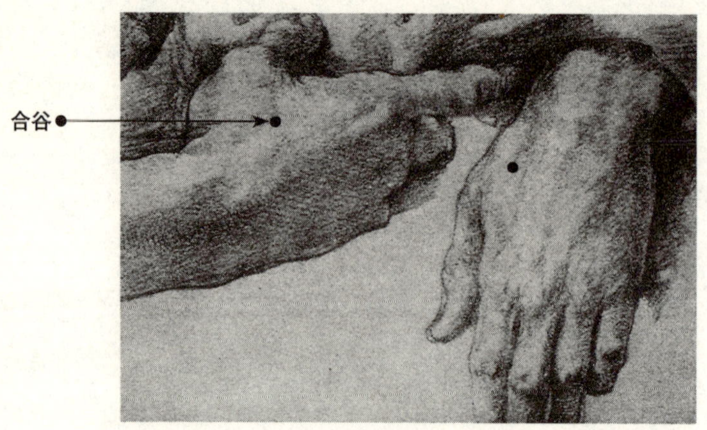
合谷

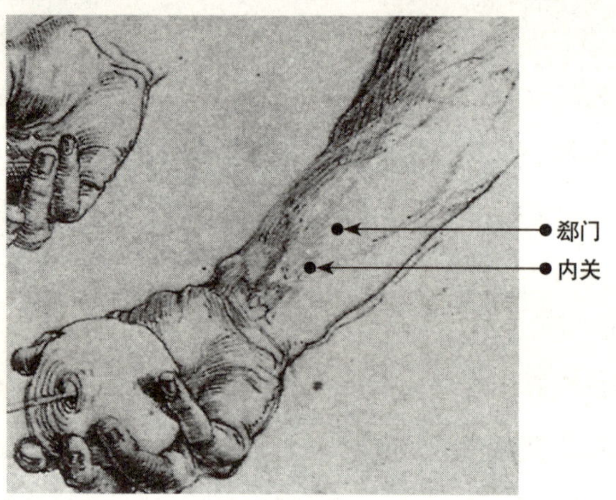
郄门
内关

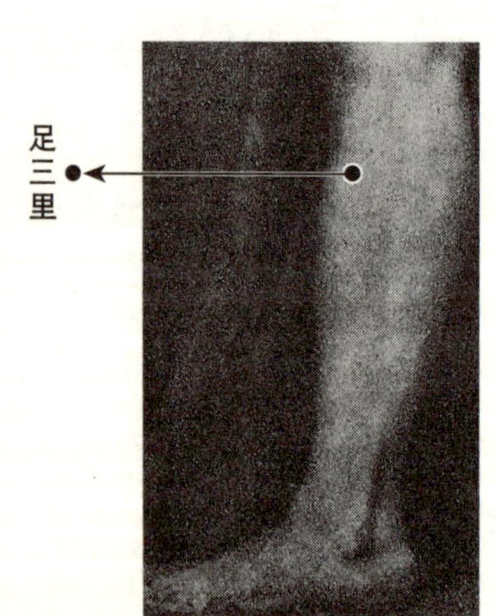
足三里

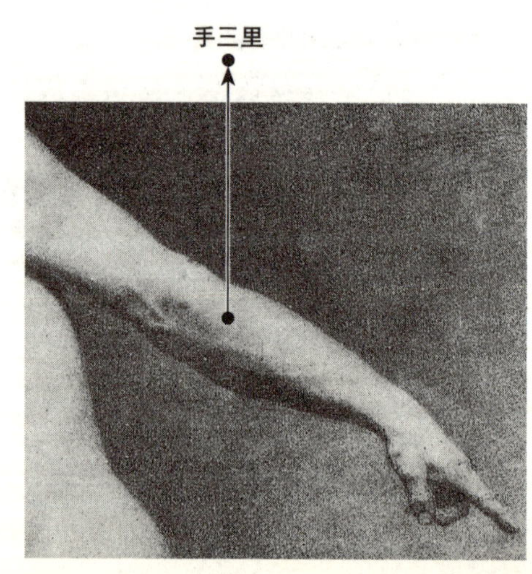
手三里

必扎的，也就是说，这三个穴位相当于通用的穴位。

1. 合谷。“面口合谷收”，几乎所有面口部的问题都可以单独求助于合谷。

2. 内关。内关是心包经上的重要穴位，也是多种疾病按摩治疗时的首选穴。在心包经上，还有两个穴位值得留意：劳宫和郄门。劳宫快速补心血，情绪紧张、心脏病患喘不过气来等，都可以通过揉劳宫而快速缓解；郄门对急性心绞痛可以起到急救的作用，方法是用另一只手的大拇指像拧螺丝一样用力按下去，逆时针转拧，心痛立解。

3. 足三里。胃经上的足三里又被称为长寿穴，常按有益。当出现肠胃问题时，除了足三里，还有个手三里可以按摩，其作用一点也不亚于足三里，配合使用这两个穴位，往往会有奇效。

这三个穴位（合谷、内关、足三里）每天都要按（每天两次，每个穴位每次三至五分钟，祝总骧教授特别总结说，把这三个穴位按好了，就相当于唤醒了全身三百六十个穴位。

然后是呼吸——腹式呼吸，就是用腹部来带领呼吸，吸气时用鼻吸气，慢慢吸气，吸到尽，吸气时肚子向外凸。用嘴吐气，慢慢吐气，把所有的空气吐出体外，吐气时肚子向内收。

很多人不习惯这样的呼吸方法，没关系，我们来作点小小的变动：坐在椅子上，端坐着用鼻吸气，吸到尽。仍然用鼻吐气，同时，把身子向前倾，直到吐气吐尽，身体前倾与地面平行，要注意的是，在前倾和吐气的过程中，鼻腔中要发出“嗯”的长音，到吐气结束时结束。起身时吸气，重复前面的过程。用鼻吸气，吸到尽。用鼻吐气，同时，把身子向前倾，在前倾和吐气的过程中，在鼻腔中发出“嗯”的长音，到吐气结束时结束。吐气吐尽时，身体前倾与地面平行。

在这样做的同时，吸气时肚子自然会向外凸，吐气时肚子自然也会向内收（前倾压迫所致）。随着鼻腔内发出“嗯”的长音，你会有能量在身体内逐渐扩散的感觉，这对身体自愈能量的提升有很大的帮助。这种方法其实是来源于藏区独特的修行法门——Nadabrahma（那达普纳玛），常做有益啊！

建议每天做这样的呼吸运动五到十分钟。

再然后就是两条腿的运动。

祝教授建议做下蹲运动，不过这对于不少老人来说不是太方便，很多人蹲下去再起来就太难了。所以，我建议两条腿的运动可以这样来做：找一个手可以扶的桌子或椅背，一只手扶在上面，再把一条腿抬起来，做金鸡独立状。然后闭上眼睛（人在闭着眼睛做金鸡独立的时候，内在的平衡系统也得到了锻炼）。

好了，下面就开始敲胆经，每次敲五分钟左右。

换一条腿，再来一遍。

只要坚持去做，这套“新编经络锻炼法”一定会使您看到不一样的自己。前提是，坚持！坚持！坚持！

【自愈录】

网友 lcbgoahead：

程老师，经常按摩穴位会不会有什么负面的影响啊？

程云林：

穴位就像古代大路边的驿站，它的作用就是把各种信息通过这条路传达给我们身体的指挥部，然后由指挥部决定对身体作什么样的调整。

所以，穴位是不怕你常常和它沟通的，甚至还很欢迎呢。除了极个别穴位有点小个性，要稍稍注意点和它沟通的方式就好了（如膻中和涌泉）。

网友 Sinoer01：

程老师您好！咨询您个问题，我岳母被医院诊断为风湿性心脏病，经常头晕、腿没劲儿、心脏前后揪得疼、血压高，但是又不想做手术，平时有什么好的保健方法能解决一下吗？谢谢您！

程云林：

请让您岳母把主要的精力放在对心包经的按摩上，心脏疼的时候就用力按压郄门，立解。可以用我的“新编经络锻炼法”坚持做。

网友自然醒：

程老师，我剖宫产已经两个多月了，为什么刀口周围的肉触摸起来还是没有感觉，好像被麻痹了一样啊？是不是那一刀把我的经络给切断了？该咋办呢？先谢过老师！

程云林：

您好！经络只是人身体的通道，在伤口恢复后，会自己恢复其能力的，您现在要做的就是促进伤口的复原，不用担心经络的问题。再观察一段时间再说吧。

网友参差烟树：

程老师，我咨询您一下，我从小就有哮喘，秋天会比较严重，累了胸部偶尔有哮鸣声，但是歇会就没事了。好像临近秋天，鼻炎也会犯，就是一直流鼻涕。请问我这个情况应该做什么运动啊，比如按摩什么穴位改善？

还有老师，请问按摩一定要搭配时间吗？我知道人体的五脏有时辰运行之说。可不可以什么时候有空就按摩下，比如看电视的时候按摩按摩手啊脚啊什么的，还有按摩多了会不会有副作用啊？比如空闲的时候，我一天按个 20 次，会不会造成对经脉的损伤啊？

程云林：

中医确有“子午流注”之说，用得好，确能起到事半功倍的作用，不过对于日常保健来说，太麻烦了，还得分辨经络气血运行的时间，不容易掌握。所以就想起来揉揉捏捏就很好，只是有两点要注意：1. 不要同时按摩多条经络，按摩经络的意义在于通知您自身的气血在这条经络上下工夫，如同时按多条经络，气血分不过来，比没按好不了多少；2. 按摩一般有个刺激时间和强度的问题，就是在同一个穴位上，最少坚持三到五分钟。再按下一个穴位。

当然，天天坚持做一定比偶尔做一次要强得多了。

经络按摩几乎没什么副作用（除了极个别穴位，如“涌泉”、“膻中”不可用力按压）。

或問濕腫如何
曰宜屈股坐伸
兩手攀一足盡
左右膝中力放
而復收俟四股
汗出是運滯血
濕腫之患

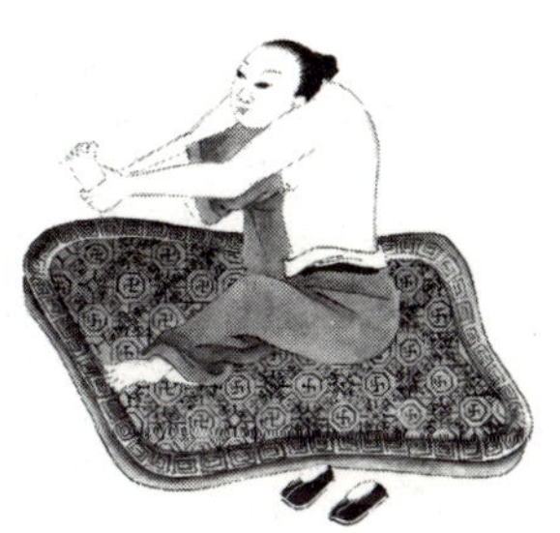

第三章

唤醒身体自愈的潜能

我们似乎可以这样认为，解决健康问题与我们平常所说的潜能开发的概念其实是一脉相承的：增加理智、逻辑的大脑与感性、图像的大脑，或者说现代脑与传统脑的沟通。在大量事实面前，这已经被证实为一条切实可行的康庄大道！

紧张和压力是病痛之源

男人的平均寿命低于女人，也是因为男人更加理性、更加逻辑。而看一部不相干的电视剧都能泪流满面的女人无疑要感性得多。理性的人会把很多压力和焦虑的情绪埋藏在心里，感性的人则会通过各种渠道（如哭泣），把压力释放掉，也就能够更好地与右脑沟通，使自己更健康、长寿。

紧张和压力是一切病痛的源泉。

现在，连西医都承认，人之所以会生病，绝大部分都与心理因素有着千丝万缕的关联。

牛皮癣的发病机理与遗传基因有着必然的联系，但临床上发现，成员都具有牛皮癣遗传基因的一个家庭，并不是每个人都会得病，只有那个最要强、压力最大的人容易患牛皮癣。

对于女同志来说，妇科疾病既讨厌又防不胜防，而婚姻出现裂痕或者疑神疑鬼又最容易引发恶性病症。

胃及十二指肠溃疡，从生理上来看是由幽门螺旋杆菌的感染引起的，但现代医学也证实了，压力和焦虑才是这一类疾病的罪魁祸首！

紧张和压力是一切病痛之源

在大脑潜能开发领域，有两个基础理论常常被提及：三重脑理论和左右半脑理论。

在三重脑理论里，人最先发育出来的爬虫类的大脑（古皮层）是人最原始、最本能的部分，它管理人的一切生理活动，包括呼吸、神经运作、内分泌、免疫、心脏搏动、血液运行以及体温调节等。它的运行状况无疑是人健康与否的最关键因素。而它能否正常运行，与距离它最近的哺乳类动物的大脑（旧皮层）有着密不可分的联系。

人随后发育出来的哺乳类动物的大脑（旧皮层），是人的本能和情绪中枢，掌管食欲、性欲以及兴奋、愤怒、恐惧等复杂的情感。旧皮层对古皮层的影响已经在医学界和心理学界中得到了广泛的认同，负面情绪对生理层面的负面影响是非常确定的。

而旧皮层又受到来自人类的大脑（新皮层）的影响，因为后者是逻辑的、理性的、分析的、判断的大脑。对世界的认知和感受，会直接影响到情绪的变化，进而影响身体的健康程度。

所以，很多问题的发生，恰恰就是因为我们过于理智：男儿有泪不轻弹、不好的事要学会忘却、做人要事事争先等，我们把很多本来可以释放掉的压力埋藏在心底（没有任何东西会被忘却，所谓的忘却只是埋藏的代名词），久而久之，这些不好的东西就像垃圾一样，慢慢变成“沼气”。压力越来越大，并随时寻找突破口，出来伤害我们心灵，最终伤害我们的身体。

所以说，紧张和压力是一切病痛的源泉。

右脑是通往健康之路的捷径

在左右半脑理论里，左脑主要负责逻辑、语言、分析、判断、理性思考……而右脑则负责艺术、图像、感性、直觉……在藏传佛教中有个“伏藏脑”的概念，就是针对右脑来说的。所谓“伏藏”，伏是埋伏、潜藏的意思，而藏就是宝藏的意思。也就是说，人类文明的宝藏都被埋藏在右脑内。所以这一理论认为，右脑的容量是左脑的无穷大倍数。也有学者把左脑称为“现世脑”，右脑称为“传统脑”，意思是左脑是意识的、现世信息的脑，而右脑则是传统文明的埋藏地、潜意识的脑。

抛开理论，有一个非常简单的现象值得我们思考：一般人都是偏向于逻辑思考和分析判断，而画家、音乐家等则更擅长于直觉和想象。如果套用上述理论，艺术家的右脑无疑要远比常人发达。用生活常识判断，艺术家们的身体状态一般要好于常人，长寿者也多过常人。那是不是有可能，右脑恰恰就是通向健康之路的捷径？

答案是肯定的。

春山茂雄的《脑内革命》重点描述了人如何激活右脑，将潜藏的能力挖掘出来。他在书中提到，大脑处于 α 脑波状态，就是右脑被激活的状态。而平均寿命或者健康状态高于常人的修行者，如老和尚、老道士就是常常处于 α 脑波状态，艺术家也是。

男人的平均寿命低于女人，也是因为男人更加理性、更加逻辑。而看一部不相干的电视剧都能泪流满面的女人无疑要感性得多。理性的人会把很多压力和焦虑的情绪埋藏在心里，感性的人则会通过各种渠道（如哭泣），把压力释放掉，也就能够更好地与右脑沟通，使自己更健康、长寿。

因此，我们似乎可以这样认为，解决健康问题与我们平常所说的潜能开发的概念其实是一脉相承的：增加理智、逻辑的大脑与感性、图像的大脑，或者说现代脑与传统脑的沟通。在大量事实面前，这已经被证实为一条切实可行的康庄大道！

【自愈录】

网友会飞翔的树：

老师，我朋友患口腔溃疡很多年了，反反复复地发作，每次发作都痛苦不堪，吃不了东西，有时痛得睡不了觉，吃药不见效，包括止痛药、其他西药，还有中药也试过，有什么办法解决吗？

程云林：

溃疡一般和焦虑、压力有关。请用我的催眠治疗音乐试试吧。还可以找片剂的蜂胶或者液态的喷雾剂直接给药，应该能缓解或痊愈。

网友小逗：

程老师，谢谢您的催眠录音，我在听您的催眠治疗时，老是流泪、打哈欠，而且是很夸张地打哈欠，打得下巴都快掉下来的样子，然后觉得口腔的上部有点痒，忍不住用舌头卷起来去舔，并发出很大的声音。我有声带息肉，我想知道，我不住地打哈欠是身体发出的什么信息吗？恳请老师指教！

程云林：

恭喜您！您的上述反应是潜意识在治疗中的正常现象（有声带息肉）。请让它自然而然地发生，只是保持关照，不分析、不思考、不批判。在不久的将来，您会发现，困扰您的身心问题都会不翼而飞的！

请一定坚持做下去。

网友 Appoule：

我是来报告一个问题的。听了老师的催眠音乐之后，有一天早上快醒来的时候，意识还不是太清醒，我感觉肩在席子上上下摆动，很舒服的那种，我当时想这是好事也就没去控制，继续让肩膀在那摆。很奇妙的感觉，非常舒服。还有一次是头在枕头上左右摆，就和我们平常头抬起来舒缓颈椎一样。可能是我那几天工作太累，肩周不舒服，半睡半醒之间，自己在修复……

沟通意识与潜意识是消除病痛的根本

很多在今天看来可以接受的情境，在事发当时却对你造成了严重的伤害（通常你会很诧异当时的感受居然是那么强烈），而你却又不得不选择忘却，要不然就太痛苦了。但实际上，你并不能真的遗忘，而只是将痛苦的记忆埋藏在了意识的下面，变成潜意识的一部分。

为了让大家更好地理解自愈的概念，把脑科学的理论与心理学的理论相结合，并将之归结为意识与潜意识的沟通，是个让问题简单化的好办法。

在脑科学的研究中，左脑又被称为“意识脑”，右脑则被称为“潜意识脑”。那什么是意识？什么又是潜意识呢？

小时候，有一次，妈妈把你叫到一旁：“家里丢的钱是你拿的吧？”

“不是。”你很委屈。

“是就是，妈妈不打你。”

“真的不是。”

“诚实是人最重要的品质！拿了钱没关系，只要说出来，就没事了。”

“没有。”

“我再说一遍，拿了就承认，承认了就没事了。”

……

鸡飞狗跳一通，最后往往以孩子承认错误（无论是否真的拿了钱），被痛打一顿了事。

这是诸多心理工作坊中常见的案例。我想对于很多人来说都不陌生吧？

当你还记得，并对之有所思考、分析和判断的，就是“意识”的；当你已经忘却（无论出于何种原因），却在特定条件下涌现出来的情境和感受就是“潜意识”的。

很多在今天看来可以接受的情境，在事发当时却对你造成了严重的伤害（通常你会很诧异当时的感受居然是那么强烈），而你却又不得不选择忘却，要不然就太痛苦了。但实际上，你并不能真的遗忘，而只是将痛苦的记忆埋藏在了意识的下面，变成潜意识的一部分。

就这样，潜意识中这些“垃圾”越积越多，慢慢沉淀下来，互相影响、发酵，并不断地寻找突破口，形成了现在和将来的人格和生理状态的缺陷。

简单地说，意识就是通过我们思考、判断、分析的，随时看得见的想法、感受、意见……潜意识就是藏在意识之下的，没有表现出来的内在的感受、想法、经验、观点……

对于意识与潜意识，学界有个来源于弗洛伊德的非常通俗的比方：

意识就像冰山露出水面的部分，而潜意识就像冰山隐藏在水下的部分，巨大而不可捉摸。人的言行举止，只有很小一部分是意识在控制，而其他大部分人们没有觉察到的主动的运作，都是由潜意识主宰着的。

也有的学者很肯定地说，潜意识的容量是意识的十几万倍。人的潜意识里既有危害我们身心的“垃圾”，也有大量有益我们身心的“宝藏”。

我最喜欢的说法来源于超个人心理学的先驱阿沙吉·欧力，他的蛋

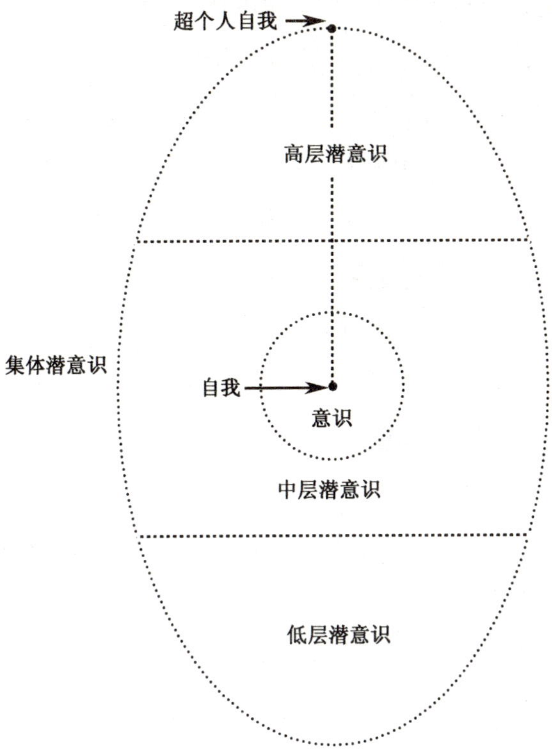

形心理结构模型很简洁、很直观地对意识和潜意识作了阐述：

“低层潜意识”是本能的、原始的、负责生理运作的世界。

人的生理活动是不需要意识来参与的，低层潜意识会让人自动自发地进行呼吸、消化、神经运作、血液流动、免疫抗菌、内分泌运作等一系列心理活动。

低层潜意识同时还是个巨大的记忆库，人生巨细靡遗的记忆全都保存在这里。

低层潜意识是人本能的、兽性的世界。

低层潜意识容纳了所有不被意识接受的压抑的情绪，从而形成各种心理和生理问题。

在弗洛伊德的精神分析学说里，低层潜意识是最受到关注的。弗洛伊德曾说：我只对人的“地下室”感兴趣。而这个“地下室”其实是十分高级的，首先它对人所有生理活动的控制就复杂到无以复加的地步，何况它还收容了不被意识接受的容量惊人的记忆……

在弗洛伊德的记载中有这样一件事：有位老姑娘，忽然间半边肢体麻木了，到处求医，不得其解。直到经人介绍找到了弗洛伊德。弗洛伊德采用类似于催眠的方法，将姑娘带到引发疾病的情境中。原来，这位患者家里有位瘫痪在床的老父亲，两人相依为命，随着岁月的增长，姑娘也过了婚嫁的年龄，心中矛盾、焦虑不已：一边是老父亲需要照料，一边是自己追求幸福的美好年华转瞬即逝……然后，潜意识就让身体以肢体麻木来表达，以"逃脱"内心的冲突。

在后来的治疗中，弗洛伊德引导这位患者，仅仅用"观察"就解决了所有的问题：在情境再现的情况下，反复观察冲突，用不同的观点去观察。内心的冲突在不同观点的激荡下逐渐被冲淡，潜意识里的压抑情绪慢慢消弭，肢体麻木等身心问题也就随之烟消云散了。

人的绝大多数生理问题都来源于低层潜意识里的压抑和冲突。在日常生活中，"吓得脸色大变"就是心理变化引起生理改变（血液流动的改变）最直观的例子；还有情绪纠结时吃不下饭，也是肠胃的消化能力被心理影响了……而这些影响都来源于"低层潜意识"。要想从根本上解决生理问题，尤其很多医院不能承认（理化指标接近正常）而又确实存在的病痛，求助于心理治疗中与低层潜意识沟通的手段，往往能获得意想不到的效果。

"意识"就是我们意识到的东西。

"中层潜意识"就是暂时不用的信息存放的地方，比如"你家的电话是多少？"等，随时可以调用。

"高层潜意识"就是灵感、顿悟的领地。

"自我"顾名思义就是我们所认为的那个我，是小我。

"超个人自我"是相对于意识中心的"自我"而言，是灵性的自我、超越的自我，是真正的“我”。

“集体潜意识”就是超越个体存在的共有的潜意识，是存在于宇宙中的全部智慧的结晶。

……

了解了意识和潜意识的界定，就能够非常清楚地看到，一切养生、保健、治疗等的关键就是让意识与潜意识沟通。意识和潜意识尤其是低层潜意识的沟通越顺畅，生理表达越健康！

【自愈录】

网友 badbadboy：

老师您好！对于您所说的，潜意识会将身体的信息反馈给我们，我们通过与潜意识的沟通来加强身体的自愈能力。我有点疑问，身体并非在任何时候都能给我们正确的反馈吧。比如说，被蚊子叮了一下，会很痒，如果忍住不抓多半一会儿就好了，可是如果按照身体的反馈，那么越抓越糟糕，甚至把皮肤抓烂引起发炎。还有老师前面说，剧烈运动后不适宜喝凉水吃冷饮，可是我的身体明明就很喜欢这样，吃了冷饮我会觉得很舒服，不知道老师对这个问题怎么看呢？

程云林：

您的问题提得很好！同时，从深层次来说，您举的例子却正说明了身体只做最正确的事：蚊子叮了你，身体给你发出痒的信号，同时血液里的白血球向痒的地方汇集，帮助你去解决蚊子口器内的毒液对身体的伤害。而挠痒只是你自以为身体喜欢，在干扰它的正常运作，至于把皮肤抓烂引起发炎，又哪是身体让你这么做的呢？

剧烈运动后，身体想要做的就是散热，喝凉水吃冷饮只是我们意识喜欢的事，而当我们听从了意识的安排，喝凉水吃冷饮，体温一降，身体反而以为不需要散热了，就会使真正需要散热的心脏心包积液增加，进而使人发胖。

所以，身体只做有益于身体的事，问题都是发生在我们总是在做自以为身体喜欢的事。

网友懒羊羊：

程老师您好！我想给您反馈一下我听催眠音乐的现象：我是睡觉前躺着听的，当听到后半程您的声音说“现在你已经进入深度催眠状态，你的潜能将开始调理你的身体”（大概意思，我记不清了），我脑门上就全是汗珠，大颗大颗的，还往下滚，我都能很清晰地感受到汗珠滚动的轨迹，第一次我还以为是小虫子爬到我头上去了！不知道这种现象是不是正常，盼老师百忙之中能给我回复！谢谢！

程云林：

您好！您的情况再正常不过了。每个人的潜意识都只做它认为对身体好的事情，在催眠过程中，它选择让您流汗一定有它内在的道理，中医上讲“人体三浊”——浊水、浊气、宿便，所以流汗、放屁和正常解便太重要了。

您这样的情况是身体在排浊水，要不就是在排寒气，是绝对的好事。

只有一点，做催眠是个享受的过程，舒服的话就坚持做吧。总有一天，您会从中发现“自己身体的宝藏”！

网友真诚换真心：

程老师您好！我听催眠碟有了新的变化，向老师汇报一下：我有很严重的颈椎病，好多年了，疼痛一直折磨着我，从昨天开始，当做完心灵扫描仪后，我的头就不由自主地偏向右边，慢慢地顺着逆时针的方向转动，转到后面靠右的时候，我实在疼得受不了，就坐正了。当听着音乐和您说话的声音，全身再次放松的时候，我的头又不由自主地从我抬起的地方，继续慢慢慢慢地转动，几十分钟就只转了两圈。今天白天我感觉脖子颈椎很舒服，很轻松。今天晚上做的时候，又是在同一时间同一位置继续慢慢地转动，今天就少了两个痛的点，转了五圈，做完了感觉脖子很舒服，做的时候很疼的地方现在还感觉火辣辣的。请问老师这是怎么回事呀，一切都不在我的掌控之中，会不会是我的潜意识在给我治病呀？谢谢老师！

程云林：

恭喜您有这么好的治疗效果！您的催眠敏感度非常好，而且应该是坚持做了好多天了吧？一般催眠治疗都是这样的，自动自发地进行，完全不用去分析、判断是什么原因引起的病症，相生相克的理论也可以束之高阁，多好！恰如您自己所说的，是潜意识在开展治疗，完全不用医生和您本人去做什么，只要承认它，让它自己去作选择就对了。

在这仍然建议所有的朋友，都来做做催眠治疗吧！我认为，医者只是个指导者，所有的治疗都是您自己的潜意识来完成的。只要放松自己，把自己交给自己的潜意识，治疗就可以这样安全、舒服、自然而然地完成。

网友今夜：

程老师，我小女儿 1 岁了，哄她睡觉时我捏她的脚心到大腿，还有掌心到腋窝，也就是老师说的逆推天河水。久的话是 40 分钟，短的话几分钟。她主要是比较难喂饭，偏瘦，长牙 8 颗，个子偏高，估计是消化能力有些弱，希望这个方法对她能有效。

如果老师有催眠小孩学习方面的方法就好了，看过杜曼博士的一些书籍,小孩右脑用好了,超级厉害的,那么父母也没那么辛苦了,有些时候,上有老下有小的，不求钱财只求诸位都健康平安。

程云林：

您好！宝宝一定很庆幸有您这样全心爱自己的好爸爸！给宝宝再揉揉板门穴吧，还有可以用新鲜绿茶泡出来，在她的鼻子下面给她闻闻，开开胃口。也可以在她的小腿前面往下捋（胃经和脾经）。

其实，所谓右脑就是潜意识脑，藏传佛教里称为“伏藏脑”，潜藏无穷智慧的意思。我一贯强调的和潜意识沟通就是和右脑沟通。

呼吸、睡眠——人生最重要的两件事

一切生命，都只存在于呼吸之间。呼吸是生命内在最重要的“线索”。通过呼吸，意识和潜意识才可能进行有效的沟通，“内外兼修”也才可能成为现实。通过呼吸，经验、知识、聪明和灵感、直觉、智慧才能融为一体，生命才能真正走向完整。

对于人的生命来说，运动、营养、环境等因素确实都很关键，而最最重要的却无疑是如下两件事：呼吸和睡眠。在道家文化里，睡眠被定义为“大归根”，呼吸被定义为“小归根”，都是生命存在的最根本。

生死存亡皆在于“气数”

老百姓讲一个事物或者一个人的寿命即将终结，会用到一句话：“气数已尽。”

那什么是“气数”呢？简单地从字面上来理解，就是呼吸的次数。有一种说法，认为每个人一辈子呼吸的次数是一定的，这个次数也就是我们所说的“气数”。就像我们用的很多电器，它的使用寿命和开关机的次数是密切相关的，到了一定的次数就报废了。

举个例子，一个人的寿命是八十岁，他的呼吸平均每分钟十二次，每天呼吸一万七千二百八十次，每年呼吸六百三十万七千两百次，一辈子呼吸五亿四百五十七万六千次。那他的“气数”就是五亿四百五十七万六千次呼吸。

曾经，阿难尊者请教佛陀，什么是生死？释迦牟尼说：生死就是呼吸间的事。

一切生命，都只存在于呼吸之间。呼吸是生命内在最重要的“线索”。通过呼吸，意识和潜意识才可能进行有效的沟通，“内外兼修”也才可能成为现实。通过呼吸，经验、知识、聪明和灵感、直觉、智慧才能融为一体，生命才能真正走向完整。

睡觉就是最好的治疗

前几天，老婆大人的颈椎病犯了，很严重，正好我又在出差。

我让她请个一天假，好好睡觉，等我回家再说。

老岳母知道后，特别不开心：“生病了不治，就是睡觉也能把人睡好？太不负责任了！”我来不及解释，只是要老婆千万别去医院。

隔一天，等我回到家，老婆的颈椎已经没事了。刺了血，拔个罐，巩固一下，解决战斗！

我在很多场合，对不同的人说过：睡觉就是最好的治疗。可能大家不以为意，其实，我说的确实是真的。我们在清醒的状态下，意识很活跃，占据了我们绝大部分的脑部活动，只有在睡眠状态下，意识开始退出脑部的活动，潜意识才有空间发展出来，当潜意识开始变得活跃，人的内在保护机制开始运行，内在治愈的能力才有可能强大起来。很多问题也就不治而愈了。

我自己还曾仅仅依赖睡觉，就解决了严重偏头痛等至今医学上仍无法取得明确治疗的问题。

《老子·十六章》云：“夫物芸芸，各复其归根。归根曰静，静曰复命，复命曰常，知常曰明。不知常，妄作凶。”芸芸众生，归于本质、根本的就是要静，而睡眠就是静。所以，睡眠就是归根，就是静，就能“复命”。生命延续的关键就是复命。

就像无数报道指出的那样，人不吃食物可以存活一些时日，不喝水也可以，不睡觉的人，生命在很短的时间里就陨灭了，呼吸也就停止了。

中医上把收藏看得很重。睡眠就是生命中最重要的收藏。有了收藏，才有生命之花的绽放!

【自愈录】

网友苦命：

程老师好！我有一个很恼人的问题：我失眠很严重，瞌睡得很，却睡不着。一般夜里 11 点多睡，也得两小时才能睡着，多梦，早晨起床口苦口臭，很难为情。

程云林：

睡眠不好请按压神门穴试试，在手掌与手臂的连接处，也就是手腕处，靠小手指的那侧。神门一开，睡眠自然来。当然最好加上我的催眠治疗音乐。

网友 ballatta：

程老师，我的工作是夜班编辑，由于节目改版，现状就是长期熬夜，基本上能保证上一歇一，或上二歇一，目前要想不上夜班，除了辞职没有办法，但是现在还不是辞职的时候，只能自己尽量注意了。另外，程老师，如果打算怀孕的话，是不是基本就不能上夜班了？

程老师：

您好！实在地说，正常的睡眠不仅仅是血气充足的保证，最重要的是人在睡眠时，意识的作用降低，潜意识就出来工作了，而潜意识是身体整体调节的最有力的掌控者。所以，熬夜对人的损害怎么说都不为过。

如果确实不能避免熬夜的话，补气血的食物要多吃，大枣、山药、阿胶什么的都行，还有可以多做做我的催眠治疗，让潜意识来照顾你。

如果打算怀孕，最好少熬夜。

网友 joewang200：

请教先生：老母现六十有四，自产后一直伴随有偏头痛，不知看过多少医生、吃过多少偏方，当然也上当不少，久治不愈。发病时吃不下睡不着，头天痛在一侧，慢慢转向另一侧，持续两天，把胃里呕吐干净才略微舒服些。以前发病间隔略长，现在为十五天左右发病一次。老母操劳一生，作为儿子无能为力甚不孝，望先生赐一良方以解老母苦痛。翘首以盼，深感大德。

程云林：

母亲的情况应该是产后寒气入经所致。

偏头痛是很痛苦的事，痛起来真的有痛不欲生的感觉，像您母亲这样游走性的就更让人提心吊胆了。

您仔细想想自己的情况，会发现有诸多相近之处。肠胃的不适和母亲吐出来就好一点都有可能是身体在排寒气，所以除了关注脾经和胃经，让身体气血更足，更有能力排寒气是关键。

请家人在母亲头痛时帮母亲刮刮痧，先开督脉，就是脊椎，还有就是在督脉旁两指的膀胱经刮痧，让身体排寒气的管道通畅，另外手臂上的列缺也要刮痧或者揉捏。

最最重要的是要保证睡眠，睡眠越充足，身体自身的血气能量越足，意识越退后，潜意识就能够来自己发展治疗，效果比做什么都好。

网友人比黄花儿：

和程老师说一下我催眠的反应：

中午吃完饭回去催的眠，不知道是昨天太累还是催眠敏感度比较高，我盯着那个亮点没有几秒钟眼皮就沉得睁不开了，然后就进入了很放松的状态，慢慢地竟然睡着啦！

然后忽然地就醒了，听到声频里老师正念到数到五跟随老师醒来这个步骤，然后很明显地感觉到眼前越来越亮越来越亮……

老师您说我这是被催眠了，还是太困睡着了呢？

程云林：

谢谢您的分享！您这样的状况很好啊，就算睡着了也不错，放松就是最好的药。

有可能的话，尽可能天天做。

唤醒潜意识的四个条件

呼吸的过程就是阴阳交替的过程。呼为阳，吸为阴。阳使释放，阴为收藏。如果我们吸纳得很深，呼出的就会很长；反之，要想有很长的呼出，就要有很深的吸入。

深呼吸，智慧健康自然来

《庄子》中专门提出“踵息”的概念，踵就是脚后跟，呼吸到脚后跟去了，这个呼吸还能不深吗？而这样深长的呼吸，在道家还有专门的界定，叫“息息归根”，这件事做好了，根基就打扎实了，脚跟就站稳了。

呼吸是意识与潜意识的桥梁。

在我们平常的日子里，我们并没有刻意地想到要怎样呼吸的时候，它陆续有来，自动自发。当我们的意识里要我们屏住呼吸的时候，它可以稍作停顿；而当我们要求它做绵长的呼吸时，它也能做得到……也就是说，呼吸在我们不去管它的时候，它是由潜意识负责，而当我们想要控制它的时候，意识也可以接手管理它。

这是与其他诸如心脏跳动、免疫调节、神经运作、内分泌调节等生理活动只受潜意识管理，完全不受意识的控制最大的不同。

所以，从古至今，所有希望沟通意识与潜意识的学问都是从“呼吸”入手的。

回到我们前面所讲的“气数”，假如一个人一辈子的呼吸是个定数：五亿四百五十七万六千次。他原来每分钟呼吸十二次，他的寿命就是八十岁。而他从四十岁那年忽然明白了我所说的“气数”的概念，这个人开始把呼吸控制在每分钟八次（平均），他就还可以再活六十年，也就是说，他的寿命就变成了一百岁。这从理论上来说，是完全有可能的。

呼吸的过程就是阴阳交替的过程。呼为阳，吸为阴。阳使释放，阴为收藏。如果我们吸纳得很深，呼出的就会很长；反之，要想有很长的呼出，就要有很深的吸入。《庄子》中专门提出“踵息”的概念，踵就是脚后跟，呼吸到脚后跟去了，这个呼吸还能不深吗？而这样深长的呼吸，在道家还有专门的界定，叫“息息归根”，这件事做好了，根基就打扎实了，脚跟就站稳了。

同时，“归根曰静”，做到“息息归根”了，人就安静了，人一安静，潜意识就愿意来与意识沟通了，智慧与健康自然随之而来。

—○— 放松，更好地与潜意识沟通

学术界把潜意识比作不足四岁的孩子，他（她）是原始的、本能的、力量无穷的、只爱表扬不爱批评的……

谈到沟通，一定是双向的。如果你想去与别人沟通，却不让别人表达，那只能说是自说自话，不算沟通，沟通一定是有来有往，互相交流。现在，我们权且站在主人的角度上想一想，如果想和我们的客人（潜意识）取得最顺畅、最有效的沟通，让它愿意和我们坦诚相待，身为主人的我们，需要创造一个怎样的环境呢？无疑是要放松、友好，并且使我们的客人时时感觉到是被尊重、被激励的，你说对不对？

这既像是我国传统的待客之道，从本质上来说，与现代的教育理念也是一脉相承的。

就像驯兽师想要狮子、老虎放弃兽性，做出要求的动作，如果仅仅依赖皮鞭肯定是不行的。现代驯兽师认为，要想这些野兽听话，最好的方法就是：1. 尊重它的自我。2. 漠视它的错误。3. 即时表扬。4. 以爱做奖励比用物质奖励更重要。

想要孩子听话，一定也是这样。让孩子觉得他（她）是值得被尊重的个体比什么都重要！

仅仅因为他（她）犯了点小错，就肆意践踏他（她）的尊严，是让孩子自暴自弃的根源。当孩子犯了无伤大雅的错误时，盯着不放会带来更大的错误，漠视才是最明智的办法。当你不断地强调他（她）所犯的错误时，他（她）是很难将之忘却的。

有个很简单的事例，曾经有朋友为自己的孩子老是打小报告而发愁。我就告诉他，孩子养成打小报告的习惯，一定是他（她）在某一次打小报告时尝到了甜头，受到老师的表扬之类的；然后在孩子的心目中，强化了这一行为的“正面”意义；再然后再尝试着报告其他事情，又得到了老师的表扬。为了得到这种被表扬的感觉，他（她）在打小报告的道路上越走越远……

要想戒除这一行为，最好的方案一定是与老师沟通，请他（她）在下次接到孩子的小报告时以漠视的态度对待，若干次以后，这个爱打小报告的孩子就完全没有兴趣去做这样的事了。

还有，一旦孩子在某些方面取得了小小的进步，就要立刻提出表扬，每一次都是，每一个小小的微不足道的进步都要表扬。孩子就会在你预想的正确的道路上走下去了。

最关键的是，绝不用物质来与他（她）的进步作交易。在这方面，一个代表爱的抚摸或者拥抱比什么都有价值。

学术界把潜意识比作不足四岁的孩子，他（她）是原始的、本能的、力量无穷的、只爱表扬不爱批评的……

所以就意识与潜意识的沟通来说，更少压力、更加放松一定是最好的方案。只有你的意识足够放松，那个“四岁的小客人”才敢露面，与你好好地玩一会儿。

想象力——身体独有的双向沟通语言

身体的语言很简单，只要你具有一定的想象力，剩下的就是以下几点：具体简单的场景，避免复杂抽象难以理解的语言，就像真的在和一个四岁的孩子讲故事，全凭想象。通过图像、声音、味道等感官刺激，我们进入想象中的身体，影响它，甚至和它对话。

现在，请你在看下面这段的时候，打开你的想象，最好像在白日做梦一样，只是跟着文字展开想象就好：

请你想象和我一起来到了一个水果摊前，我们来挑点水果。

水果摊上黄澄澄的柠檬引起了你的注意，当你拿起一个柠檬的时候，甚至能闻到那股清香的味道。

深深地吸口气，就像你在把柠檬的清香全部吸进你的肺里，很舒服的感觉。

现在用两只手去剥开那个柠檬，很不好剥，你拇指的指甲都掐进了果皮里，用力地向外撕扯……继续用力！……有一些柠檬的汁流了出来，顺着你的手指滴了下来，你忍不住用嘴去接，那股酸酸的液体流到了你的口腔，让你齿颊生津……

绝大多数人看到这个时候，嘴里开始发酸、口水增多。

你正在做的是现代催眠术中的精神成像导论课的经典练习。

我们都知道图像是潜意识的、右脑的，而它却真实地引发了主观意愿（意识）不能控制的生理反应。当然，这个方法对其他生理机能同样可以起作用，如心脏搏动加速、肠道反应或血液凝固、痛感的强弱等。

身体的语言很简单，只要你具有一定的想象力，剩下的就是以下几点：具体简单的场景，避免复杂抽象难以理解的语言，就像真的在和一个四岁的孩子讲故事，全凭想象。通过图像、声音、味道等感官刺激，我们进入想象中的身体，影响它，甚至和它对话。

美国一位五十岁左右的商业经理詹妮，她的丈夫和孩子都爱挑剔。而她一直受慢性咽炎的困扰，却始终查不出病因。她的主治医生在接诊后，鼓励她想象一个小动物住在她的喉咙里。

几分钟后，她幻想出一只可怜的被遗弃的小狼。当医生问她小狼有什么需要时，她说："它希望有人照料它。"而这正是詹妮无法承认而小狼可以毫无顾忌地说出来的。

"那怎样才能让它感觉好些呢？"

她似乎同时用小狼和她自己的双重身份说："希望有更多的时间消遣，做自己喜欢的事，不再有人指手画脚，当然能够和朋友们出去走走就更好了，希望经常感受到抚摸，拥抱……这些都没什么难的。"詹妮大笑起来。

小狼感到安心后，咽干的症状也就消失了。

想象力是身体独有的双向沟通语言。

正面的暗示可以让人健康长寿

反之，正面的暗示则可以让人获得健康长寿。有些癌症患者，乐观地对待自己的疾病，结果在不知不觉中痊愈，就是最好的证明。

澳大利亚是块孤悬海外的陆地，17 世纪才首次被荷兰航海家发现。对于大洋洲土著人某些奇异的生活习俗，外人知之不多，但他们有一种神秘的杀人方法，即所谓的“骨指术”，多次见诸媒体报道或警方案例，引起世人的关注。

1956 年 4 月中旬，大洋洲安恒地的一个名叫吴鲁穆的土著人突然得了重病，被用飞机紧急送到达尔文医院。他无法吞咽，不能进食和喝水，尽管大夫们给他做了 X 光，却查不出来病因。奇怪的是，他本人却绝望地放弃治疗，只是要求医院牧师为他祈祷，说是因为他“已被人指过，肯定活不成了”。果然他在医院只勉强维持了四天，在第五天死去。

原来他所说的被指过，是指他本族的人所用的一种执行死刑的方式。后来通过警方调查得知，他是美利族人，因犯了族规而需接受族人的审判，但他拒绝出席而远走他乡，于是族中杀手便制成了一根杀人骨，对他进行追杀。

其实这种所谓的“骨指术”，就是一种靠暗示力量杀人的方法：杀人骨不需与受害者的身体接触，只要当事人绝对相信它的法力，就足以致人死亡。

像这种靠“暗示”杀人的例子不胜枚举。

有几个大学生与一名年轻人开玩笑，把他的双手和双脚捆起来，再把眼睛蒙住，然后抬到一条已经废弃不用的铁轨上。当时，这名被绑者并不知道自己卧伏的铁轨已废弃不用了。正好远处一列火车呼啸而来，又在邻近的铁轨上飞驰而去。开始他拼命挣扎，随着火车开过来慢慢地就不动弹了。当那群青年给他松绑时，他已死了。

非洲刚果有个黑人青年在朋友家做客，朋友准备了一只野鸡作为早餐。那个青年的部落习俗严禁吃野鸡，他就问朋友早点是不是野鸡，那朋友答不是野鸡，他便享受了一顿美味的早餐。数年后，他们二人再次见面。那位朋友问他想不想吃野鸡，青年回答说那是不可能的，因为巫师郑重警告过他，绝不可以吃野鸡，否则便会死去。朋友听了哈哈大笑，接着告诉他：那次早餐吃的就是野鸡。青年立即全身发抖，不到 24 小时便死去了。

……

这些以暗示达成的杀人事件，正是基于每个人都有的想象力，借助于暗示，造成人心理上的极端恐惧，进而传导到潜意识，使人产生一系列不良反应，如全身抽搐、口吐白沫、昏迷休克等，最终导致死亡。

反之，正面的暗示则可以让人获得健康长寿。有些癌症患者，乐观地对待自己的疾病，结果在不知不觉中痊愈，就是最好的证明。

【自愈录】

网友窒息的安静：

老师您好！我今天听了您的催眠音乐，听前觉得好疲倦，听的时候就觉得很放松，可以感觉到最近经常不舒服的地方热辣辣地疼。听完后人觉得非常清醒，也很放松，精神也好了，我会坚持听的，不知道每天听一次还是怎样最好?

程云林:

很高兴您能在催眠治疗中受益！催眠治疗起作用时，确实有时会带来不适（刺痛、麻木、晃动等不一而足），同时，它也会帮您完成最神奇、最安全、最根本的内在治疗。如果能坚持的话，每天都做最好了。

网友每年上层楼:

老师，我把我的反馈发上来，希望对您有用，谢谢您的催眠碟，受益匪浅。

我一共听了四天。

前三天每次半小时，因为睡得晚，都是从十一点开始的，每次开始呼吸，就有电流的感觉一直传到脚部，腿和脚都会特别热，能感觉到肚子有火点在跳，很放松，中间会有短暂的睡着的感觉。我那几天都睡得很晚，但是睡眠出奇得好，早上也不赖床，真的很好。

第四天睡得早，听了四十多分钟，这次我真的体会到了催眠的奇妙，那种很沉的放松，真的真的很舒服、很舒服。我也感觉到身体有细微的变化，只是太具体的我也说不好。谢谢老师，我把催眠录音存在手机里，每天晚上都听，顺其自然，真的累了、不想听就关了。有了它，我就再也不怕失眠了。我也相信，我的身体会有奇迹发生。

网友眼泪温暖:

程老师您好，我来报告一下听催眠碟的情况：因为时间关系，我至今只听了三次催眠音乐，每次都在“吸入治疗气体”那段睡着了，醒来时程老师的说话声已经停了，只有音乐还在继续，感觉自己进入的催眠状态很浅。

听了之后的变化：

1. 最明显的变化：睡眠变好了。我失眠比较严重，听了催眠碟后，每周有1~2天入睡很快，睡眠质量很高，其余时间与以前一样，但我已经很满意了。

2. 便便变得非常好。但不知是听催眠碟的作用，还是经络按摩的作用。因为程老师前面教的经络按摩我只学会了最简单的“敲带脉”，没事就会敲上一会儿。

3. 心情似乎也变得好一点了，但这点不是很明显。

网友陌上飞花：

程老师，孩子减肥可以和大人用同样的方法吗？我听催眠碟每次都听不到三分钟就睡着了，这样会有效果吗？别人有这样那样的反应而我好像啥也没有，不过我看了您的故事《一切都是最好的安排》，我想这是不是也是最好的安排呢？

程云林：

任何人都一样，减肥就是身体整体调节的问题，只有做到整体的调节，减肥才有意义。

一切都是最好的安排！睡觉和放松是天下最好的治疗，不用刻意追求和别人一样的效果。

祝安好！

这样沟通潜意识最舒服、最安全、最有效

现代催眠是在满足深呼吸、放松、想象力和暗示这几个条件下的，意识和潜意识沟通的有效手段。安全（每个人的内在都有个非常重要的机制——自我保护机制）、舒服、有效、无副作用。

深呼吸、放松、想象力和暗示，这四个条件合而为一，就是催眠。催眠是最好的唤醒潜意识的方式，安全、舒服、有效、无副作用。

最早的时候，人们把这种在恍恍惚惚间得到治疗的方法视为神的恩典，并将之刻在石头上，流传下来。

古埃及的祭司相信当人处于Trance（恍惚、出神）状态下，疾病就能得到痊愈。

世界各地的土著，围着篝火跳舞，集体进入这种出神的状态，也是催眠的一种表现。

……

人们对催眠常怀有恐惧感，怕经历过程中受到控制、失去理智而把隐私暴露出来、当众出丑或者做出违背自己意愿的事情。当然也有人对催眠抱持不切实际的幻想，期望得到不可能的结果。

其实，现代催眠是在满足深呼吸、放松、想象力和暗示这几个条件下的，意识和潜意识沟通的有效手段。安全（每个人的内在都有个非常重要的机制——自我保护机制）、舒服、有效、无副作用。

如果你了解瑜伽，你肯定会同意我的说法：瑜伽就是在满足深呼吸、放松、想象力和暗示（冥想）这几个条件下的自我催眠。

气功也是，稍稍对气功有所了解，你就会发现，气功其实也不过是一种自我催眠而已，既不可怕，也不用觉得神奇。

而现代催眠和气功最大的不同，就是有人会帮助你进入“出神”的状态，当然他（她）也会帮助你离开催眠状态，不会像气功一样“出偏”，非常安全。

尤其重要的是，整个过程你的意识会非常清醒，你可以在你想要的任何时间醒来。

正是因为催眠是意识与潜意识沟通最方便的法门，因此，它也是唤醒你内在自愈能力最有效的手段之一。

医学上，催眠用于治疗获得成功的案例不胜枚举，以下病症已被证实完全可以通过催眠得到痊愈：

头痛、偏头痛、感冒、过敏症状、花粉热、哮喘、各种皮肤病、风疹、湿疹、咽炎、瘙痒、打鼾、汗手、手脚冷、神经心悸、痉挛、瘫痪、风湿、类风湿、腰痛、多重性硬化病、胃酸过多、胃及十二指肠溃疡、便秘、下痢、黏液性肠炎、甲状腺亢进、食欲不振、肥胖、内分泌紊乱、遗尿、膀胱炎、尿频或无法小便、耳鸣、坐骨神经痛、幻听、歇斯底里性耳聋和失明、月经失调、冷感、早泄、阴道痉挛、癫痫、呕吐、生产疼痛、痛经、阳痿、糖尿病，等等。

限于篇幅，以及从安全的角度出发，我并不打算指导大家学习催眠，只是将一些常见的问题做成催眠治疗音乐，让大家自己去体会其中的妙处。

【自愈录】

网友藏情于心：

程老师，我试了您的催眠治疗。每次只听到“放松”环节，我就会睡着，是真正地睡着了，没有任何知觉，但一到结束音乐的时候就会自然清醒。我是一个比较多梦的人，中午小睡十几分钟都会做梦。而在催眠的一个多小时里，我睡着了却没有做梦。但过后接着睡还是会做梦。我想问问您，这个催眠音乐对我有作用吗？

程云林：

您好！包括我身边的一些朋友都有您这样的疑问，因为很多人希望催眠状态会有很特别的表现，其实，您所描述的就是最典型的催眠状态，在这个状态下，意识和潜意识的沟通会悄无声息地展开，治疗就开始了。它和睡眠状态最大的区别就是您说的睡眠状态下会做梦，而且天马行空、不着边际；而催眠状态下即使做梦也是有指向性的。

所以，不用担心，您的催眠状态很好，这个催眠音乐对您是有用的。

网友自锄明月：

程老师，下载了您的催眠曲后刚才听了一遍，因为个人的原因，杂念很多，一直觉得难以入静。大约听了一半吧，好像终于进入似睡非睡的状态了，可是很快又从这种状态中清醒了过来，看一下音乐播放条才到一半多一点。即使如此，我也觉得很舒服了，醒来后头脑非常清醒。我想问一下，这样中途自行退出催眠是不是不太好呢？催眠治疗一天可以做多少次？如果有时间，是不是可以多做几次呢？我从 2 月份就开始不明原因地咳嗽（此前有很长时间的慢性咽炎），无痰，除了睡着不咳，其余时间都咳，不胜其烦，很期待催眠治疗的效果啊！

程云林：

中途自行退出催眠没事的，只要舒服就好。如果可能，催眠治疗随时都可以做，没有次数和时间的限制。只要您把催眠治疗当做享受，不执著于效果，把自己交给内在的自我，坚持做，潜意识一定会在最适当的时候给您作最适当的治疗，让您的很多身体问题得到自愈的！

网友 huigrp：

程老师，我对催眠很感兴趣，练习了一段时间，但是总是不能让自己进入那种很深的催眠状态。是不是真正进入了很深的催眠状态后，就可以像做梦一样，很清楚地看到催眠中的景象呢？以前也听了廖阅鹏老师的前世今生催眠，听了好多次了，都没办法看到他暗示中前世的图像。这个有什么技巧呢？还是我自己的催眠敏感度比较低。没有办法进入深的催眠状态？期待程老师给我指点迷津。谢谢！

程云林：

您好！对于催眠音乐来说，有一个致命的问题就是每个催眠音乐都是固定的，也就是假设每个人的催眠敏感度是相同的，这是一个没有办法解决的大问题。

最重要的是，并非一定要达到很深的催眠深度才有效果。所以我常常对很多人说，催眠实际是一次享受的过程，越不执著于效果，效果越好。

当然，我在后面会逐步教会大家给家人催眠（用按摩来作无声的催眠，加上我的暗示音乐），让每个人都能享受到催眠带来的无上享受。

网友 huigrp:

谢谢程老师！对于催眠深度我只能自己慢慢再练习、体会。可能我就是太在意了,感觉进入最深的状态时,眼前会有一些紫色的云雾在飘流。那种感觉非常好，好像我的心灵在缥缈的宇宙中云游一样。就是很遗憾，没办法看到清晰的图像，不过坚持练习，我相信会有成功的一天的！

网友小逗:

程老师，我一直坚持听您的 MP3，然后配合隔三差五的泡泡脚和梳梳头。现在我要告诉您一个好消息：困扰我有十来年之久的脚癣问题不翼而飞了。非常感谢程老师！我相信继续听下去，还会有其他惊喜的收获的。

网友 zbqysj:

程老师您好，我来反馈一下听催眠音乐的效果：一开始我按老师的提示一步步地放松深呼吸，渐渐地就觉得双臂发麻，过了一会儿，双腿到脚也开始发麻,后来到想象空气到达体内器官时,各个器官就依次发麻，尤其是腹部麻得最厉害。我觉得很有趣，就像体内有一股气一样，想象它到哪里哪里就更麻一些,我就让它从头顶跑到脚,再从脚到腹部转两圈，然后回到双臂再到头部，好有意思啊！醒来之后浑身觉得好舒服，精神焕发。

第四章

人人可修的自愈方法

我常常想，如果能有一套简单易行，每个人都能从中受益的催眠方法就太好了。在接触了灵性按摩（一种通过按摩使人进入催眠状态，从而惠及施受双方的身心修行方法）后，结合对传统催眠术的研究，我终于发现将古老的“抚触法”揉合灵性按摩几乎是最佳方案。

适合每个人的“抚触暗示”按摩法

这几天，叔叔去补牙，回来后心有余悸：“唉，这补牙真受罪呀！”

大家全笑了：“补牙哪里有不受罪的呀？”

“倒真不是因为疼，是恐惧，太可怕了！”

“可不，上次我牙疼得受不了，去了口腔医院，人家医生才开了那个小钻子，刚听到‘吱’的一声响，我就从椅子上跳了起来，一把推开医生，还说人家态度不好，就冲出来了。”

又是一阵哄堂大笑。

确实，只要进了医院，那种或多或少的恐惧，立刻就把我们紧紧抓住。疼痛、辛苦好像倒在其次了。

现有的医疗手段，无论中西医，除了极少数方式外，没有一个治疗过程是在让人舒适、愉悦的情况下完成的。

就连被很多人称道的足疗，也是在脚上找痛点，找到痛点后再在痛点使力，让人在龇牙咧嘴中完成治疗。事后的舒适难道能抵冲过程的苦痛？

中药是难喝的，针灸是吓人的，拔罐后的形象是丑陋的，刮痧也好看不到哪里去……

第四章
人人可修的自愈方法

西医对身体的危害不用说了!

这些治疗过程中引起的疼痛、厌恶、恐惧难道对人体没有伤害吗?

心理学认为:人的一生中，所有好的、不好的记忆都会留存下来，为了不在日常生活中造成困扰，身体会选择把这些记忆封存在意识的更深层面——潜意识。而这些负面的记忆随时也有可能找到突破口，以伤害人身心的方式，改头换面表现出来。

潜意识因为隐蔽所以显得神秘。而潜意识容量巨大(心理学界普遍认为潜意识是意识的十几万倍)，既藏有我们通常所说的智慧、灵感，也有很多不利于身心的因素藏身其中。现代西医普遍认为:引起胃、十二指肠溃疡的最主要因素就是压力和焦虑。生活中，还有各种各样有意识地装病，结果潜意识信以为真，以为你真的要生病，而让人真的生病的例子。

好在，心理学发现，通过与潜意识的有效沟通，一切生理问题都可以迎刃而解。

比如催眠这一心理学手段，在心理治疗上的威力自不待言，而在减肥、丰胸、戒烟等方面也表现出简单、直接、无副作用、持久等特点。更重要的是，催眠治疗非常友好且舒服。

遗憾的是，选择催眠治疗对于普通百姓来说太麻烦了。一方面，我国现有的合格的催眠师数量十分有限，而且收费也比较高昂;市面上出售的催眠碟又很难惠及所有人，因为每个人的催眠敏感度大不相同，催眠碟中的诱导和深入过程却是固定的，对有些人效果明显，对另一些人则几乎没什么效果。另一方面，催眠一向给人较为神秘的感觉，很多人对其心存疑虑，也阻碍了它的普及。

因此，我常常想，如果能有一套简单易行，每个人都能从中受益的催眠方法就太好了。在接触了灵性按摩(一种通过按摩使人进入催眠状态，从而惠及施受双方的身心修行方法)后，结合对传统催眠术的研究，我终于发现将古老的“抚触法”糅合灵性按摩几乎是最佳方案:灵性按摩是很舒服的按摩方式，所有施力都是建立在身体杠杆和地心引力的基础上，绝不用蛮力，施受双方都很舒服；两相结合后，在抚摸中完成催眠的诱导和深入过程，让人进入与潜意识有效沟通的状态（催眠态），暗示身体向更健康（或者更匀称、更美丽等）的方面发展，在美妙的治疗音乐声中，最舒服、最放松、最安全、最根本的疗愈就这样自然而然地发生了。它很自然，不会让人紧张而影响效果；不复杂，适合绝大多数人学习运用……

正如台湾著名的灵性按摩师林世儒先生所说："深入自己多少，内在就有多少宁静，对人就有多少的爱和关怀，然后通过按摩的手法来表达。"病由心起，亦由心解，多好。

在这里，我以林世儒先生的理论为基础，将"抚触法"结合其中，稍加调整，同时加上正面暗示性的背景音乐，成为一套每个人都可以受惠的、区别于传统经络按摩的、真正能够唤醒身体自愈潜能的——"抚触暗示"按摩法。

准备工作

在一个安静少干扰的房间里，铺上垫子，请被按摩者躺在正中。用一个毯子把他（她）盖上，以免受凉。开始播放治疗音乐。

按摩过程中，请被按摩者把注意力放在背景音乐和引导上，并按引导调节身体。按摩者注意跟随背景音乐和引导的节奏，并全身心融入对方的呼吸和反应中，以达到最好的疗愈效果。

起手式

感觉融入

被按摩者仰卧，双手置于身体两侧，按摩者跪坐在其脚前。

开始前，身体中正、放松，闭眼片刻集中思想，然后睁眼观察对方，感受对方的身体和呼吸，并调整自己的呼吸与对方同步，融入对方。

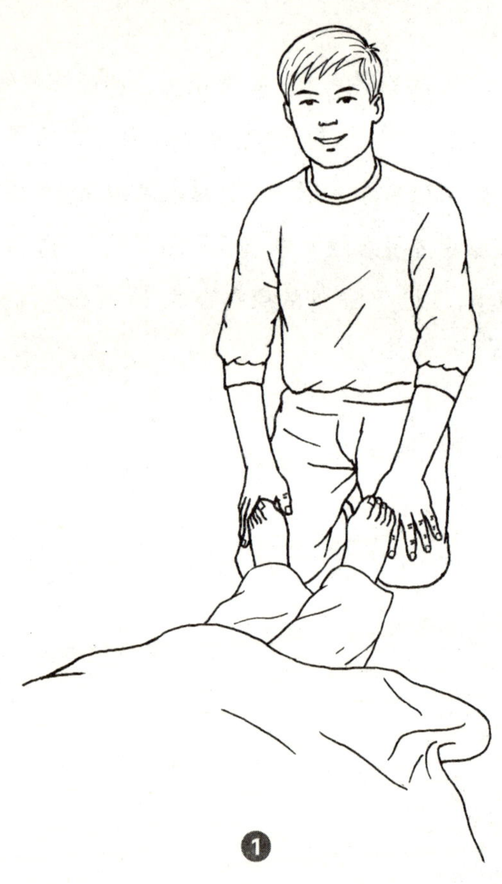

1

抬高双腿

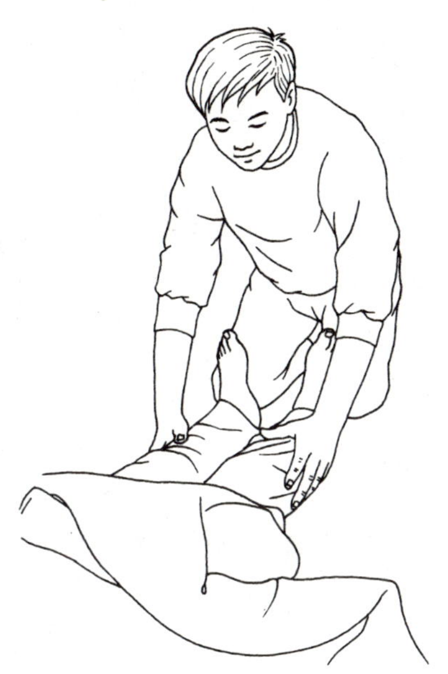

❷ 双手从对方的膝盖外侧，沿腿的两侧轻轻滑至脚跟。

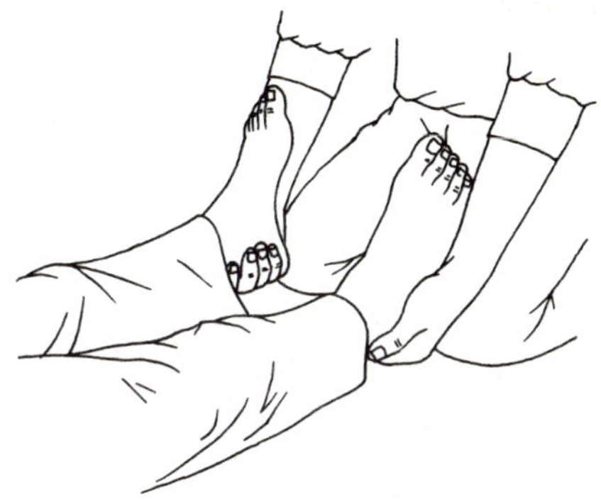

❸ 双手握住脚跟，让脚跟置于掌心。

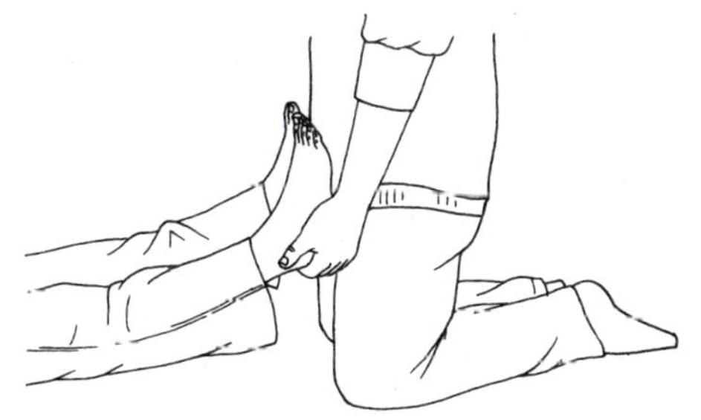

❹ 把身体慢慢从腿上抬起，使之与地面呈垂直状态，同时，随着身体的升高很自然地将对方的脚抬离地面，约三十厘米，停留片刻，感受自己的呼吸与对方同步。

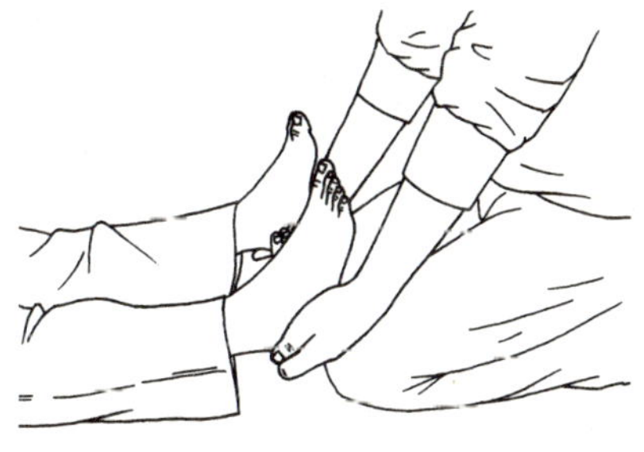

❺ 将自己的身体放回到小腿上，并自然地将对方的脚移向地面，在离地约五厘米处暂停。

摇晃双腿

用双手鱼际垫在对方脚跟，同时内外转动手腕，摇晃对方脚跟数次。停止晃动后，轻轻前后推拉脚跟数次。

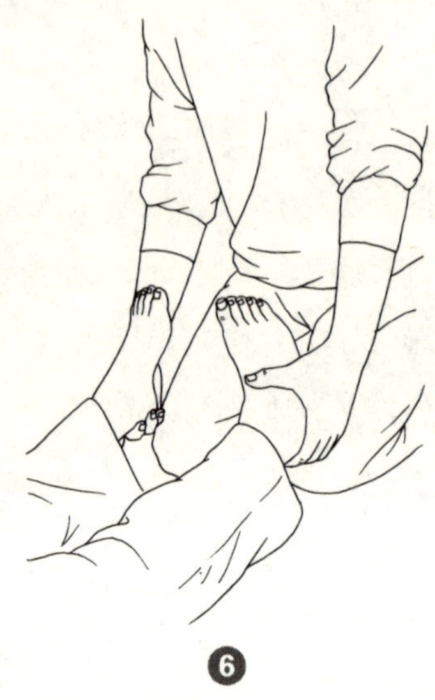

❻

拉动脚跟

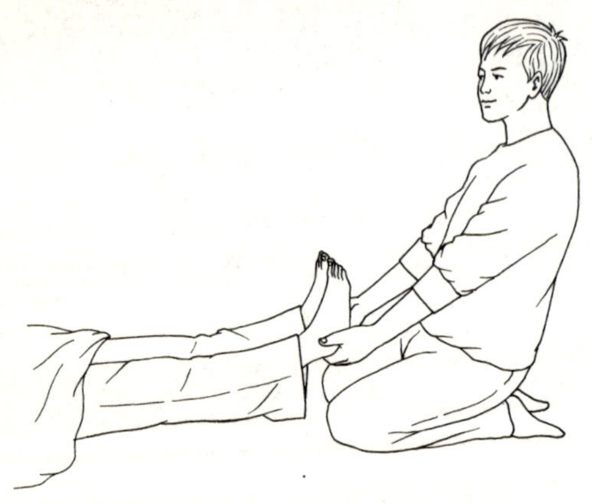

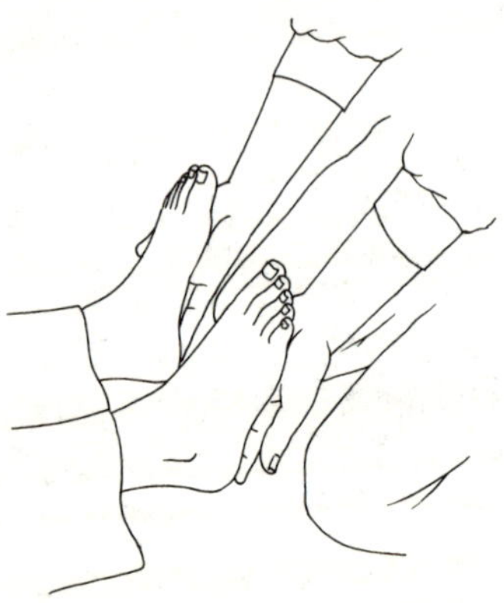

❼ 停止推拉，向上转动手腕，将对方脚跟掌握在手中，身体向后倾，拉动脚跟。在拉动脚跟时，双手的拇指掐在对方的昆仑穴，食指掐在对方的太溪穴。如是者三。

❽ 在对方吐气时，慢慢将其双脚放回地面。双手滑至对方脚心，用掌心的劳宫对对方的涌泉，稍作停留。跟随对方呼吸数次，再慢慢离开。

全身松弛之无声的催眠

血流倾灌

双手停留在对方的太阳穴，观察其呼吸并与其呼吸同步，对方吸气时，稍用力，吐气时，滑动双手，沿对方脸的两侧，过颈部、肩、大臂、小臂到手指，停留，在对方吐气时慢慢离开。反复这一过程七七四十九次。

同时在心中反复默念：你的血液从你的大脑涌向你的全身，并向脚上流去。慢慢地，你开始越来越恍惚，越来越放松。你的意识开始把身体交还给潜意识，你马上就要进入很深很深的催眠治疗状态。很好！你越来越放松了，你进入了越来越深的催眠状态……

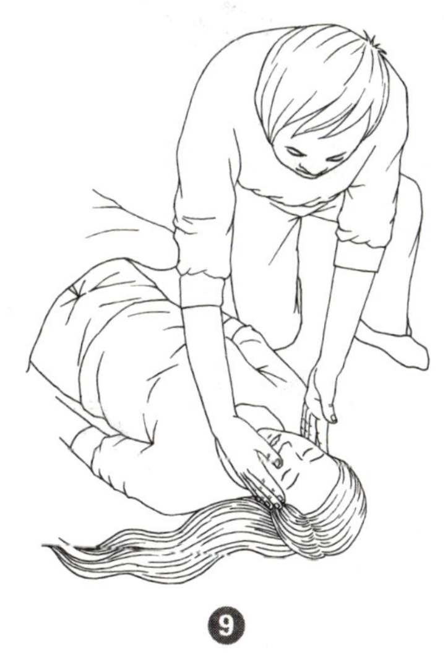

9

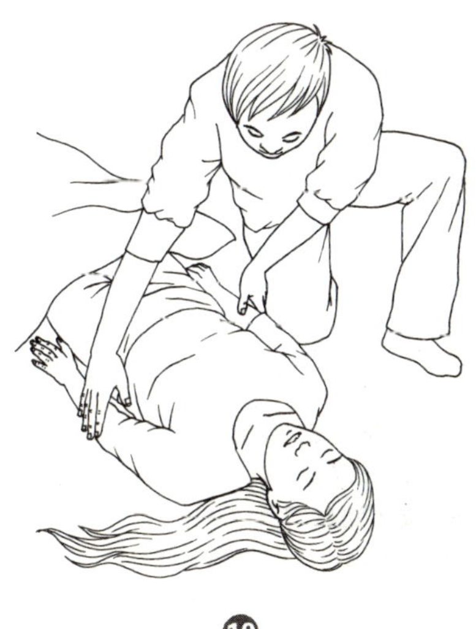

10

伸展手臂

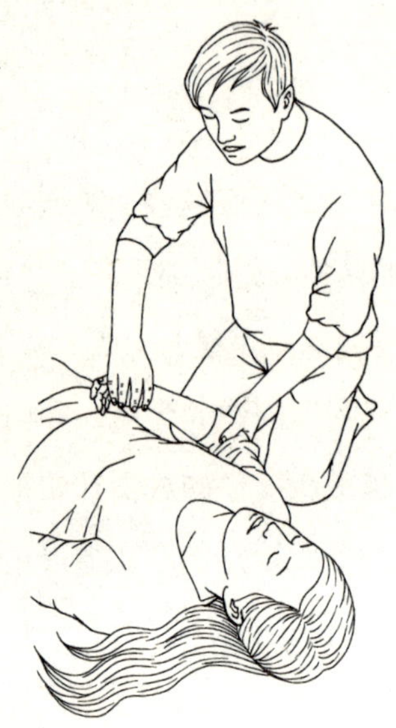

⑪ 右手握住对方右手臂，左手托住手肘，让对方上臂呈九十度角向小腹弯曲。

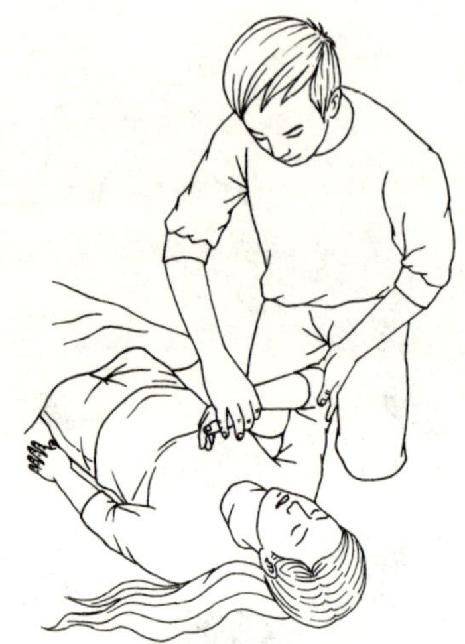

⑫ 将对方小臂从腹部经心脏拉至头顶，在此过程中对方的手掌必须经过身体的中线。

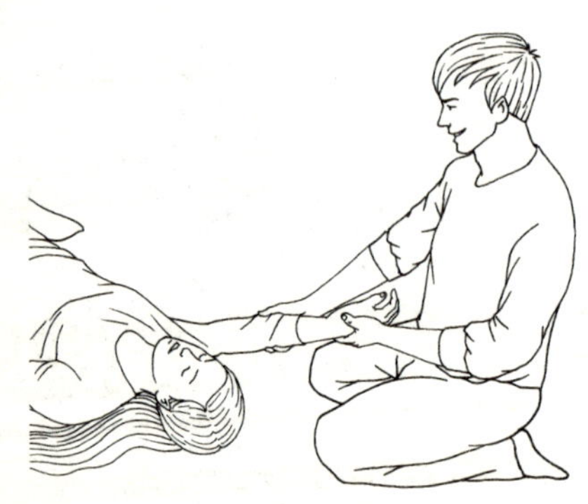

⑬ 将对方手臂慢慢放下拉直（施术者改坐到对方头部的右前方），约与地面平行，并和其左脚成一直线。

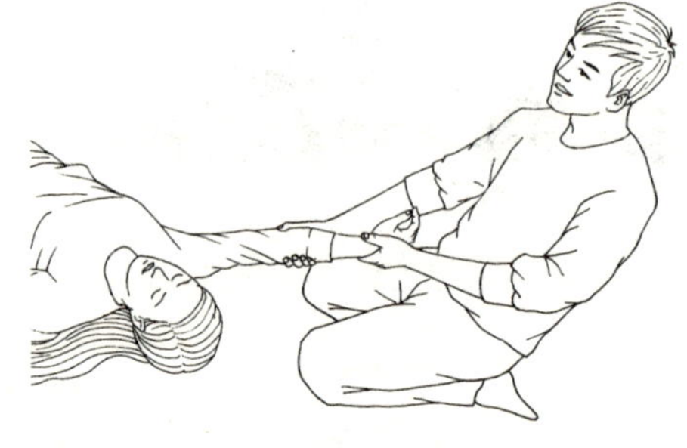

⑭ 将对方的手腕交到自己的左手，右手托住手肘，身体重心向后移动（后仰），向外拉直手臂，保持张力，停留一会儿，跟随对方呼吸数次。

—○— 压按手臂

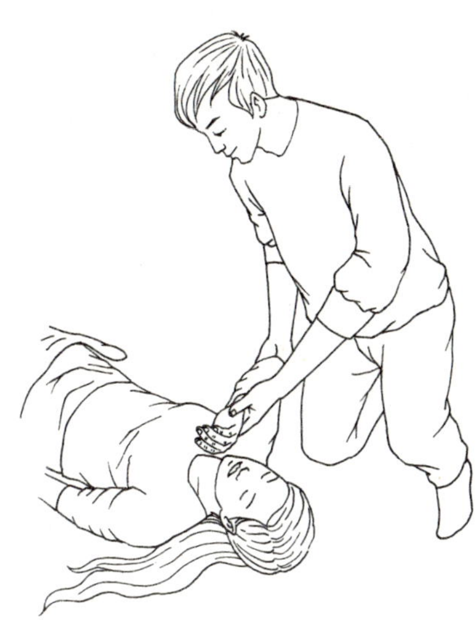

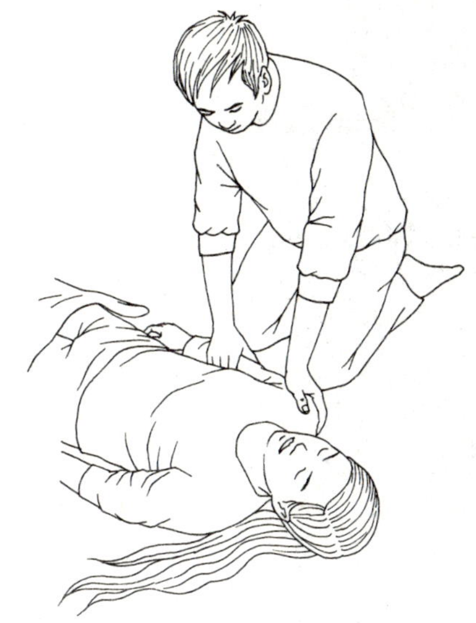

⑮ 将对方小臂以肘为轴向头顶方向轻轻旋转，使小臂与大臂呈九十度。轻托手臂，以肩为轴，过身体中线、心脏，将小臂恢复与大臂呈一直线，并放在地面。

⑯ 左手抚触在对方的肩部，右手轻轻压按对方肘窝。双手同时向对方身体的下方滑动。

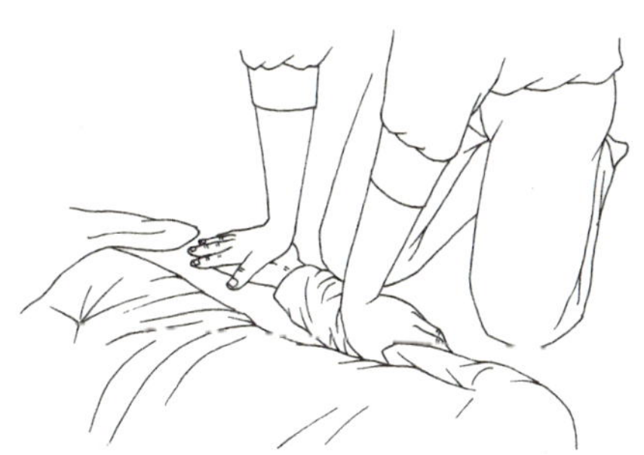

⑰ 左手滑动至对方的肘窝、右手滑动至对方的手掌。压按手掌（尤其对方的手指尖部），观察对方呼吸并跟随数次，在对方吐气时慢慢移开双手。

—○— 重复⑪~⑰

另外一侧再来一遍，左右相反。

头部按摩

伸展颈部

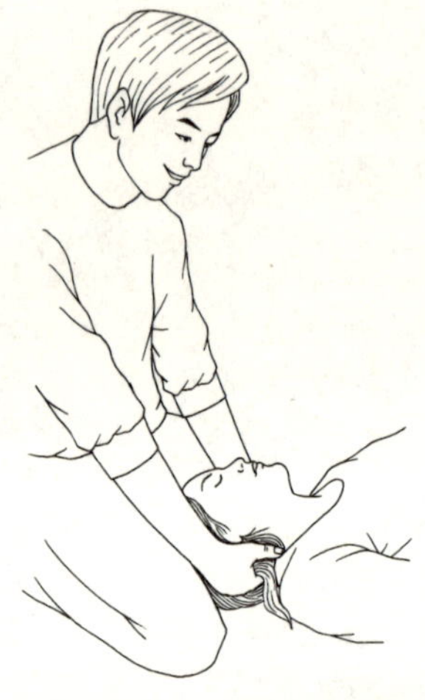

⑱ 身体跪坐在对方头部正前方，膝盖在其两耳旁。

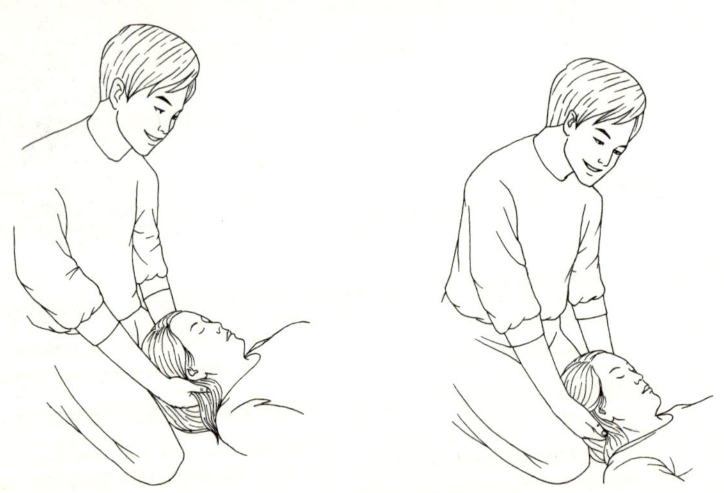

⑲ 手心向上捧起对方的头，略高于自己双腿时，将双腿并拢，让双手落在自己的大腿上。停留一会儿，跟随对方呼吸数次。

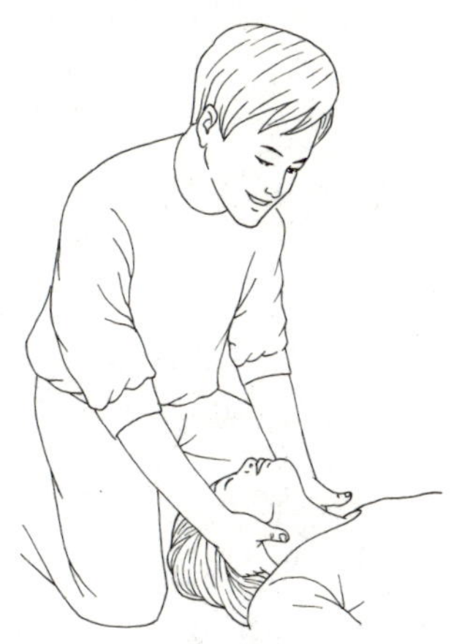

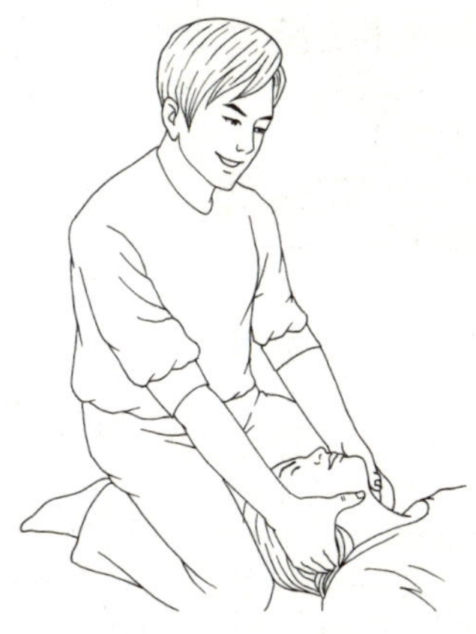

20 把对方的头略抬高一点，打开自己的腿，将对方的头慢慢放至约与地面平行，只用食指和中指在颈椎，支撑头部的重量，其他手指放掉支撑。对方的头会自然地后仰，下巴朝上。

21 双手环绕对方颈部（拇指在上，其余四指在下），正好轻轻卡在对方的下颌，身体重心后移（身体向后仰），将对方的头拉向自己的方向，稍作停顿。如是三次。

—○— 轻触头部

从对方吐气时开始，双手由后颈始在对方的整个头部缓慢而贴服地抚触，到对方头顶时改变双手的方向，指尖向前，抚至前额发际结束。

—○— 抚摸额头

双手由中间向两边（太阳穴的方向），轻抚额头，到太阳穴停止，并轻轻地揉太阳穴。

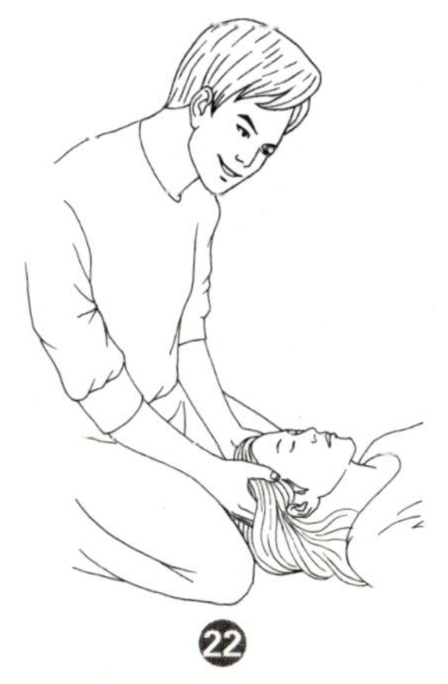

22

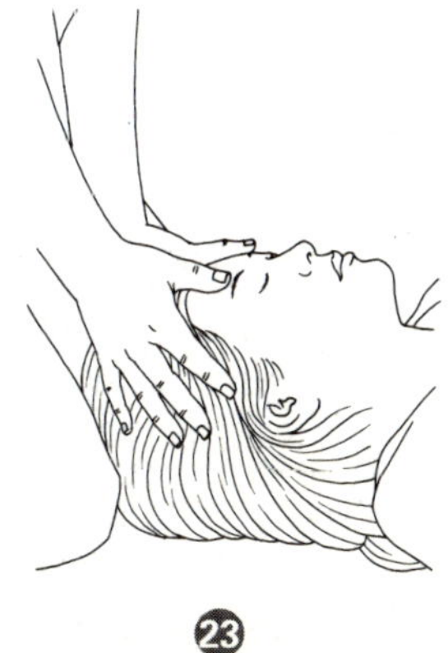

23

顺序抚摸

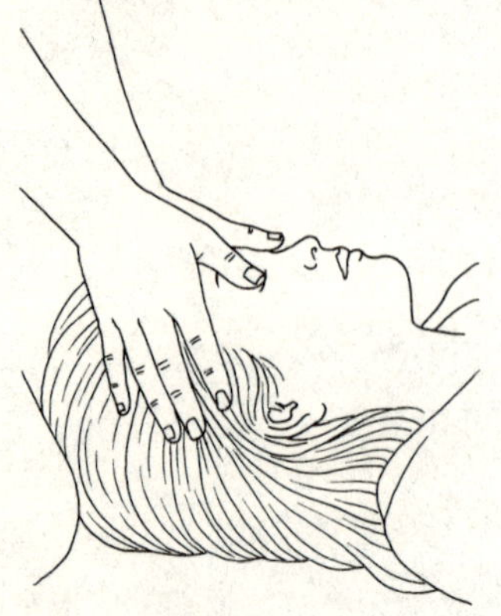

㉔ 从鼻根起轻抚眼睛，到太阳穴止，并轻揉太阳穴。

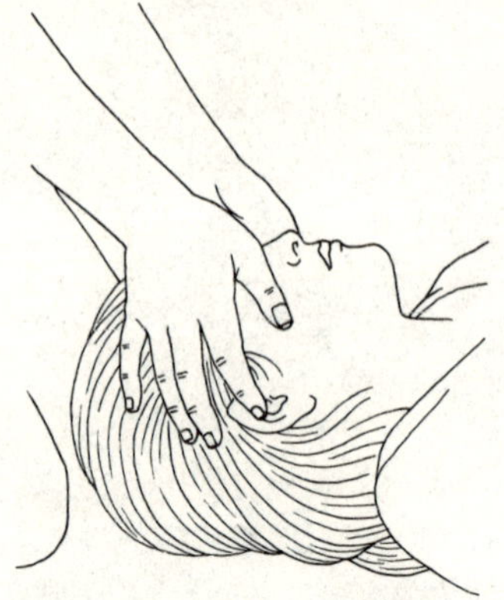

㉕ 以鼻梁为起点，画弧轻抚脸颊，到太阳穴止。

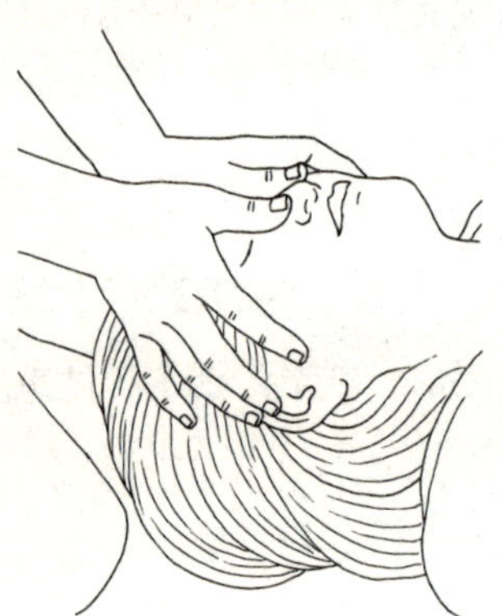

㉖ 从鼻根轻轻滑推至鼻尖。

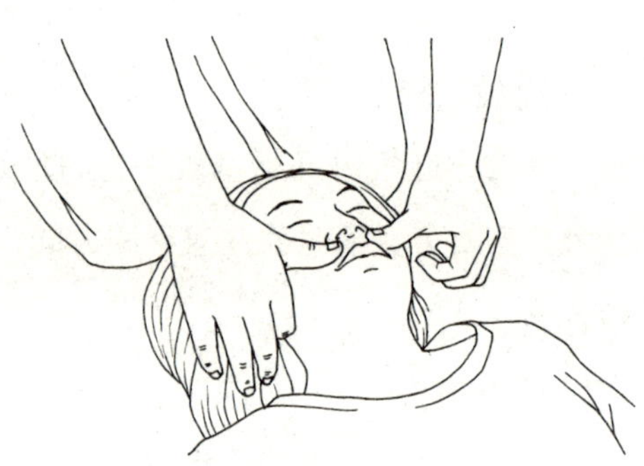

㉗ 用拇指指腹从人中向两边轻轻抚摸压按嘴唇上方。

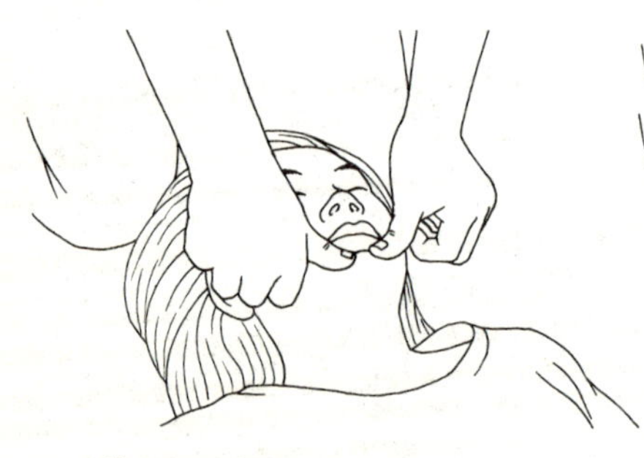

㉘ 拇指于嘴唇下方，沿颌骨上缘，轻轻压按并滑向咬合关节。

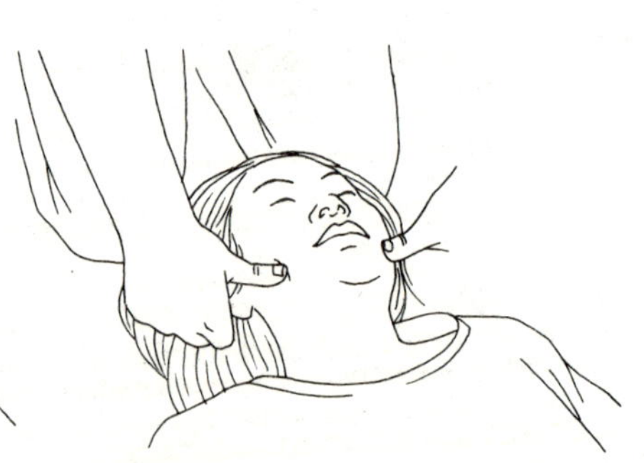

㉙ 轻轻地在咬合肌上画圈按压。

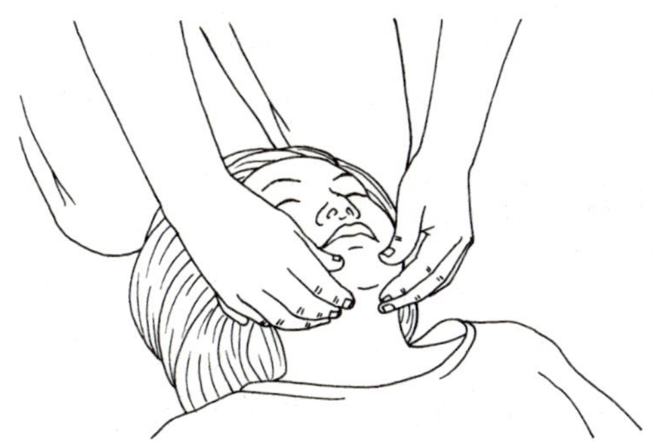

30 拇指放在嘴唇下方，其余四指捏住下巴，沿颌骨慢慢移动，直到颌骨末端。

—○— 覆盖双耳

搓热双手，覆盖双耳，稍停，在对方吐气时离开。

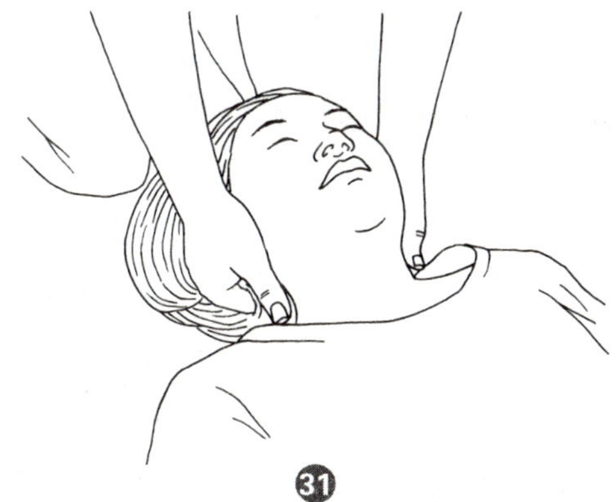

31

—○— 覆盖双眼

再次搓热双手，覆盖对方的双眼，稍作停留，在对方吐气时慢慢离开。

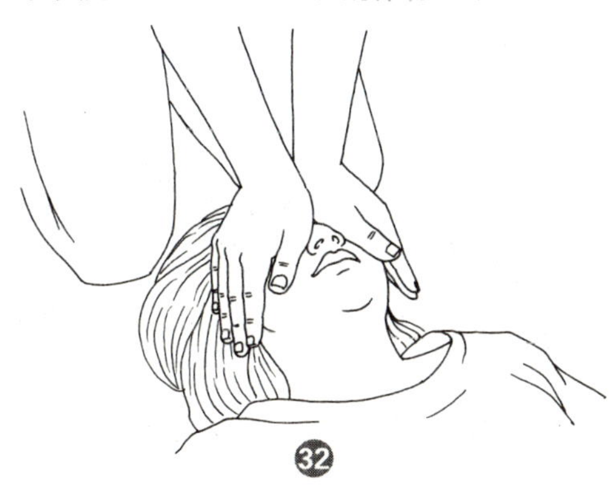

32

胸腹部按摩

压按上胸部

双手指尖相对，放在对方胸前，锁骨下方。在对方吐气时，自己身体前倾，依靠重力朝对方腹部缓缓按压。对方吸气时，身体回到正常体位，双手自然放松。配合对方的呼吸压按数回。

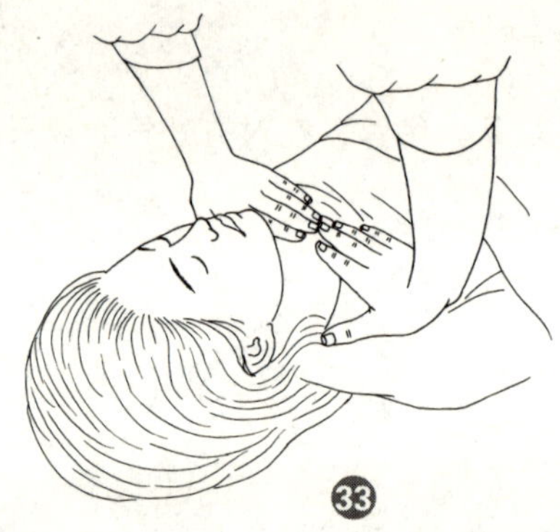
33

压按心窝

双手重叠（惯用右手者，左手在下；惯用左手者，右手在下），指尖向前，放在对方胸前，两乳之间。在对方吐气时，自己身体前倾，依靠重力朝对方腹部缓缓按压。对方吸气时，身体回到正常体位，双手缓缓放松。配合对方的呼吸压按数回。

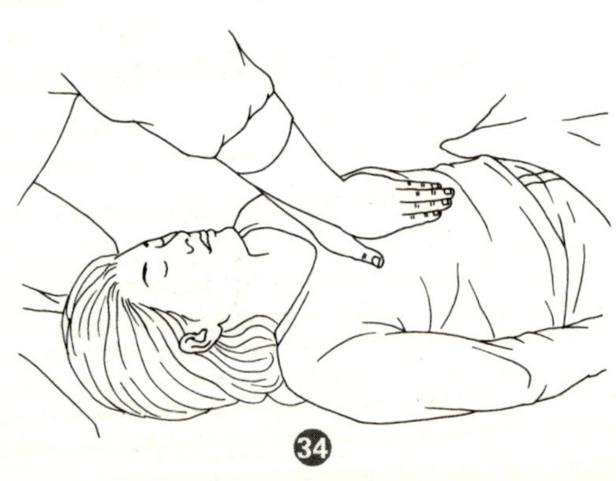
34

-○- 压按下胸部

双手指尖朝外，置于对方肋骨边缘，小指和无名指在肋骨上，其他三指在其腹部。在对方吐气时，身体前倾，利用重力，朝他（她）的腹部缓缓压按肋骨。对方吸气时，身体恢复到原位，缓缓放松并将肋骨拉回。配合对方的呼吸压按数回。

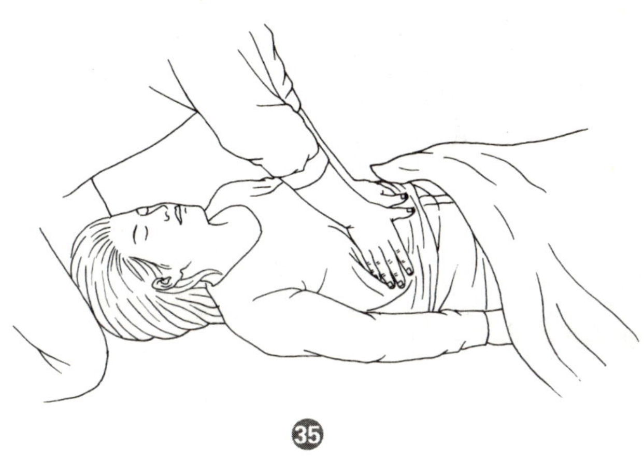

35

-○- 摇晃骨盆

跪坐在对方右侧，双手置于对方左边腰部。轻轻将对方左腰拉起（离开地面），然后放下。重复几次，对方会因为反作用力，而自行左右摆动。用双手手指，顺着对方身体摆动的方向，轻推骨盆两边，加大摆动幅度。数次之后，再让他（她）慢慢静止下来。

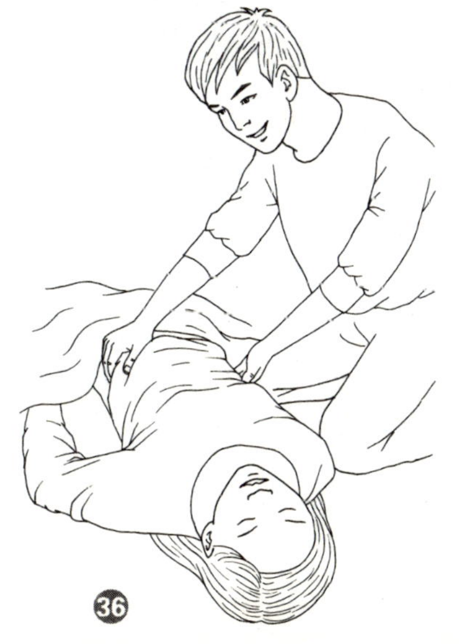

36

滑推腹部

搓热双手，手心向下轻轻放在对方腹部。左手在对方心窝（膻中）处，右手在气海（脐下两指）处。稍作停留，观察对方呼吸并让自己跟随其呼吸。双手以顺时针方向在对方的腹部画圆，重复若干次。结束在肋骨边缘，在对方吐气时双手慢慢离开其身体。

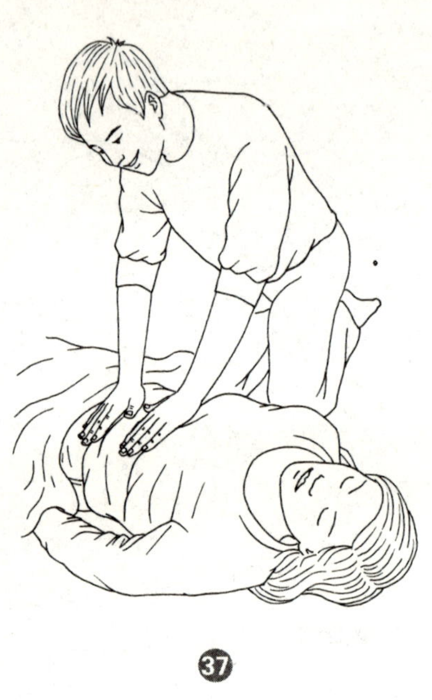

37

手与臂的按摩

提拉手臂

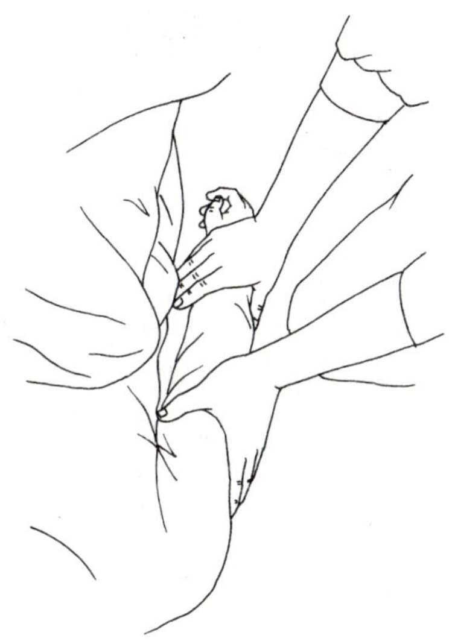

38 半蹲在对方的右边，左手压按在对方的肩膀，右手压按在对方的肘窝，向其手腕滑动。

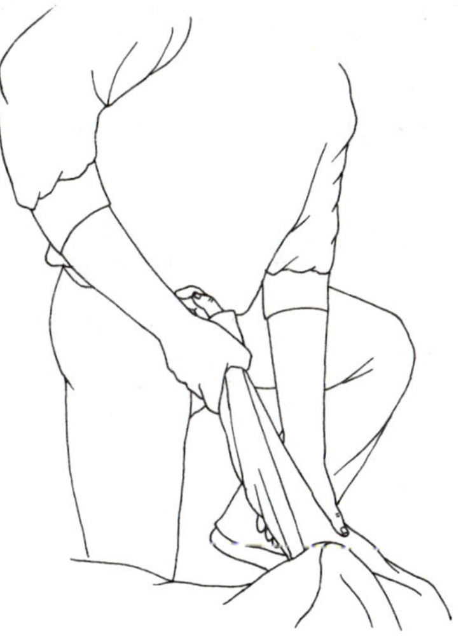

39 左手滑至对方肘下并轻握，右手在对方的手腕处轻扣，并缓缓起身。

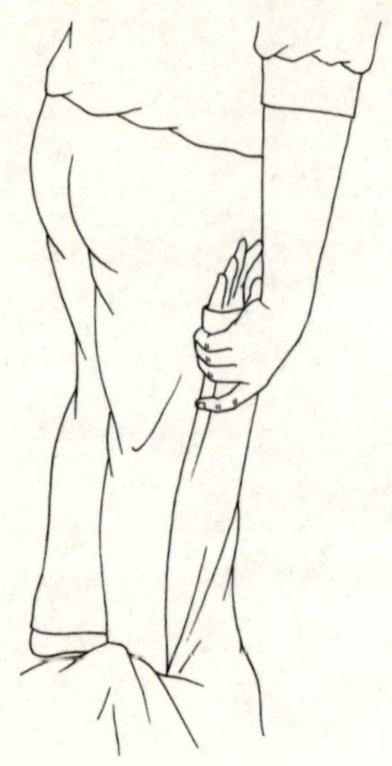

❹⓪ 慢慢将对方的手腕向上提拉，一直到自己身体站直（脸对着对方的头顶方向，站正），让对方的肩膀离开地面。

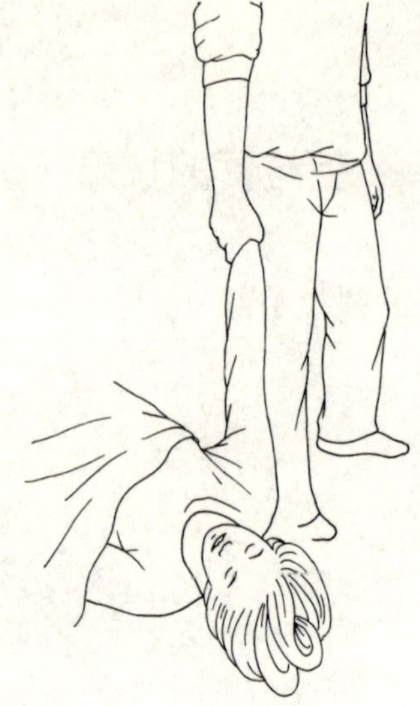

❹❶ 稍停一会儿，再慢慢垂直放下，让他（她）的肩膀回到地面。

伸展手臂

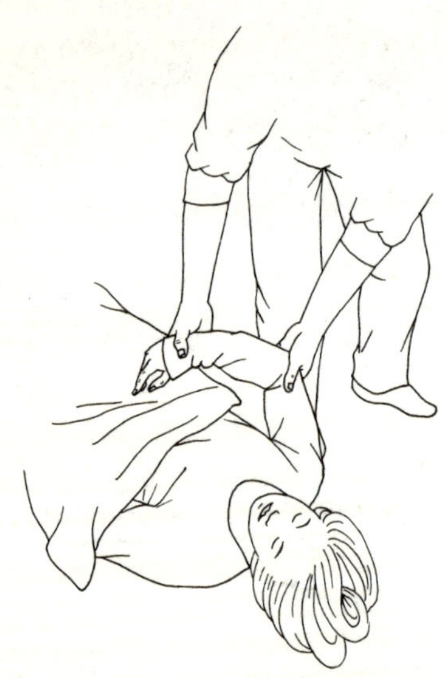

❹❷ 继续往下放至一半，右手握住对方右手臂，左手托住手肘，让对方上臂呈九十度角向小腹弯曲。

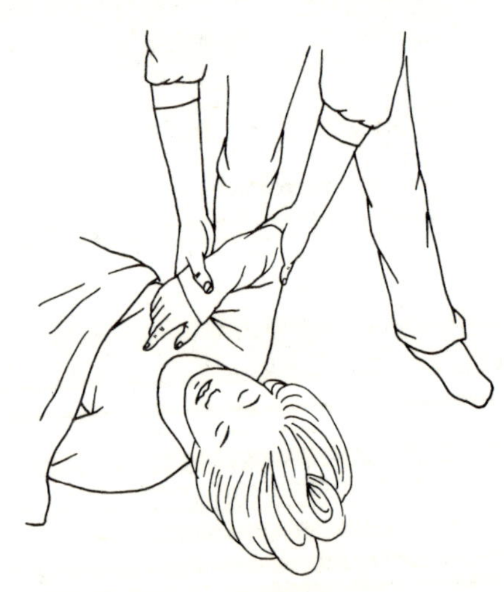

❹❸ 将对方小臂从腹部经心脏拉至头顶，对方手掌必须经过身体的中线。

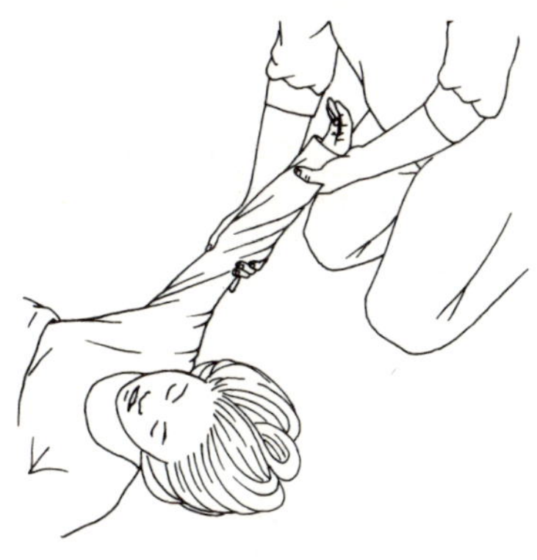

❹❹ 将对方手臂慢慢放下拉直（按摩者改坐到对方头部的右前方），约与地面平行，并和其左脚成一直线。

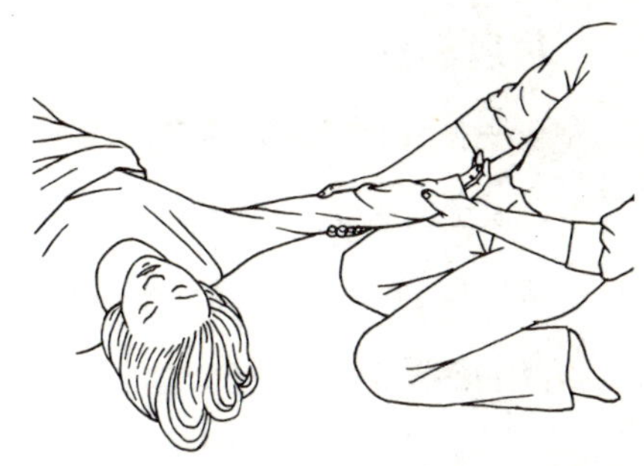

❹❺ 将对方的手腕交到自己的左手，右手托住手肘，身体重心向后移动（后仰），向外拉直手臂，保持张力，停留一会儿，跟随对方呼吸数次。

-○- 压按大臂

双手握住对方手臂根部，拇指在上，四指在下。一面轮流握放双手，一面慢慢向下滑动，直到手肘。

-○- 压按小臂

以对方肘部为轴，使其手臂弯曲，小臂与大臂垂直。略转动并将大臂置于地面（小臂自然与地面垂直）。大拇指在对方手背的方向，其余四指压按尺骨和桡骨之间的骨缝，从下至上压按小臂。

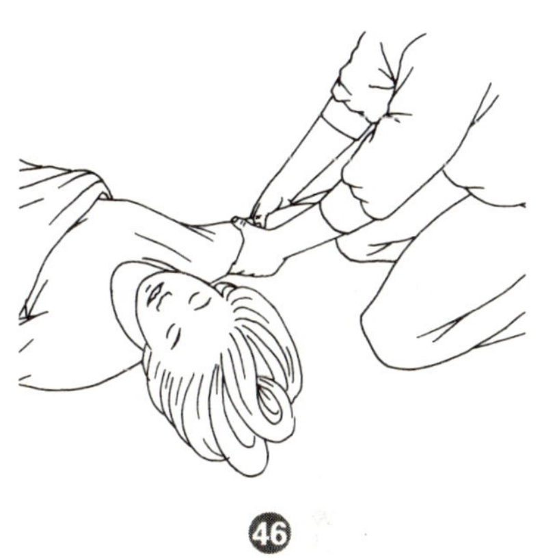

❹❻

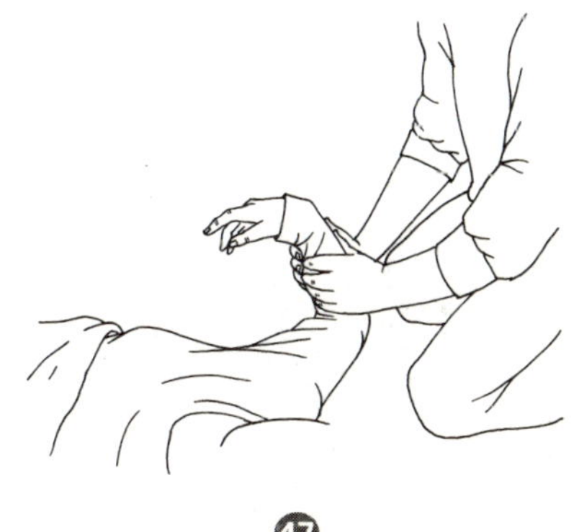

❹❼

扩展掌心

双手握住对方掌心，拇指置于掌心中，其余四指置于掌背。拇指向手掌两侧推展数次。然后移动拇指位置，以相同的手法，做完整个掌心。

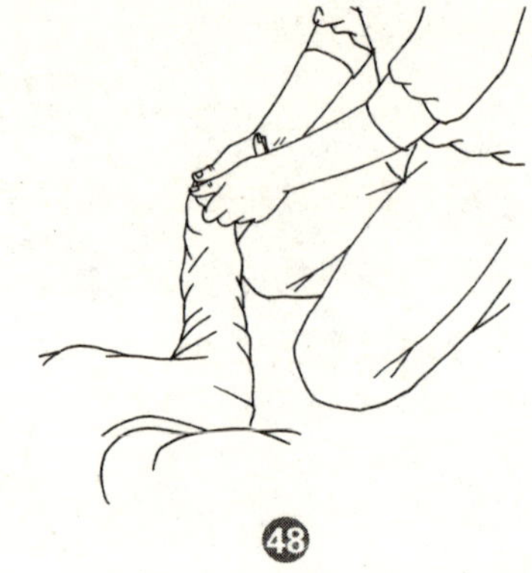
48

扩展掌背

将拇指及掌根置于对方的掌背，四指置于掌心，掌根用力向外推展数次。移动掌根位置，以相同手法做完整个掌背。

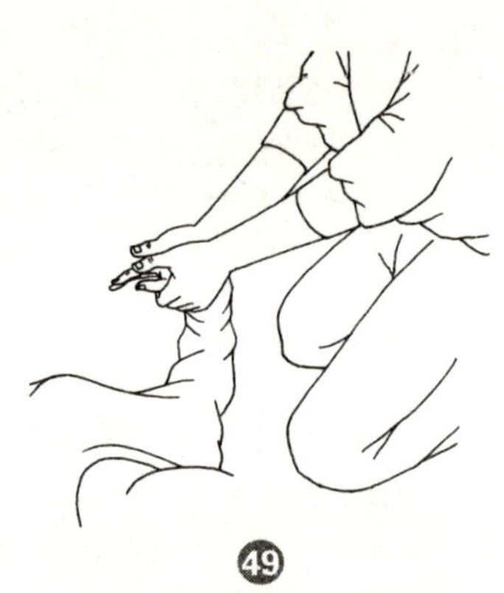
49

旋转手指

左手手指捏住对方小指指根关节，右手手指捏住小指第一节指骨。左手不动，右手手指捏住对方小指第一节来回扭动并画圆。右手一边扭动一边画圆，慢慢上滑到指尖为止。相同手法做完每根手指。

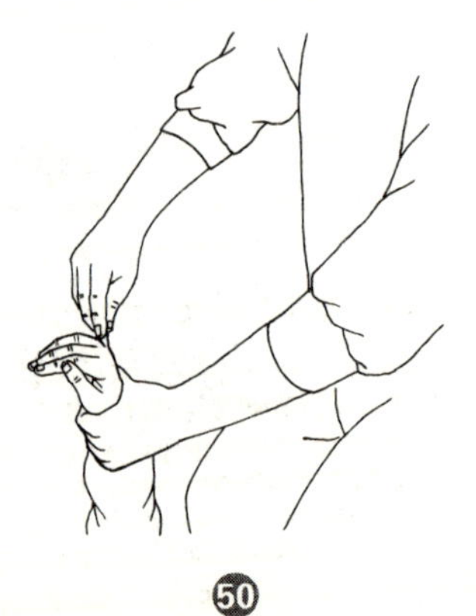
50

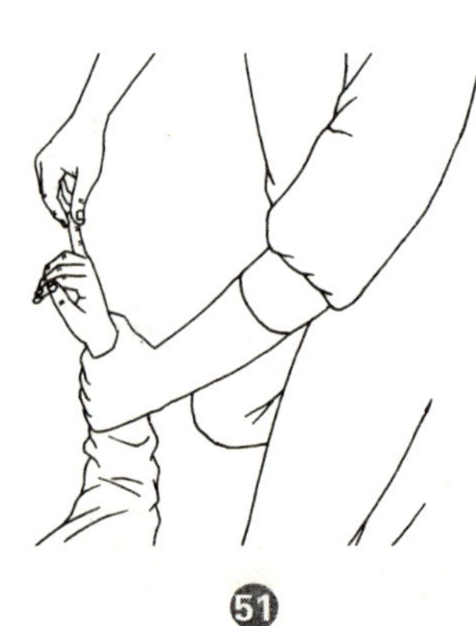
51

-○- 伸展手指

左手握住对方手腕，右手握住小指，拇指置于其第一节指背。左手不动，右手向外拉出。相同手法做完每根手指。

-○- 摇晃手腕关节

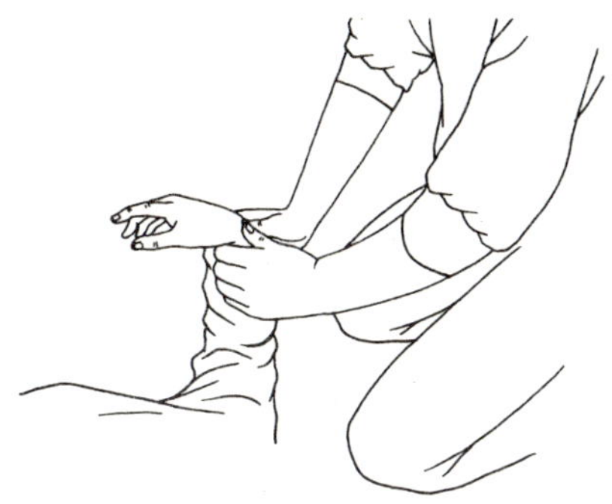

52 双手轻扣手腕，拇指位于其腕骨背面，轻轻前后摇晃对方手腕。如是数次。

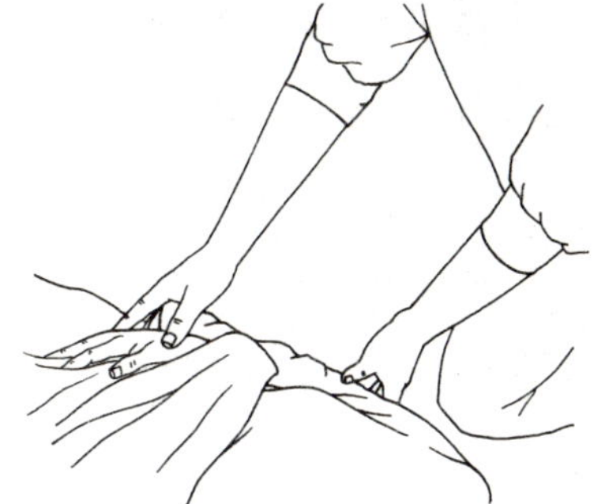

53 将对方手掌放回他（她）自己的肚子上。

-○- 钩拉背阔肌

左手置于对方颈旁，靠近右肩，掌心朝上，同时托起对方右肩，右手向下，顺势伸入对方肩部，指腹位于脊椎右侧背阔肌上。五指张开，手前（小）臂置于地面，双手同时以指腹将对方身体向外钩拉数次。

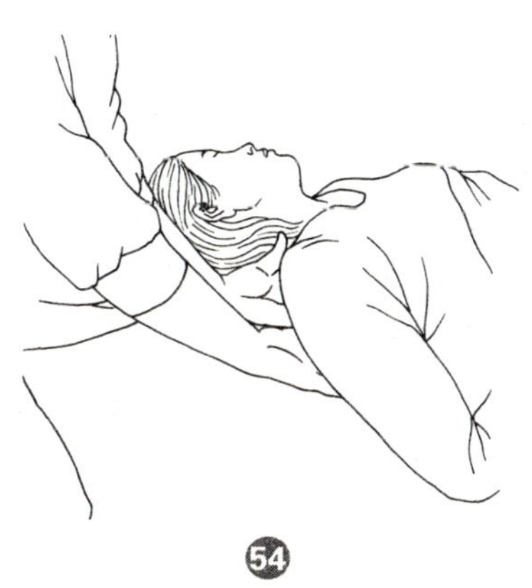

54

摇晃肩、肘关节

右手张开和对方右手五指相对，沿着指缝握在一起。轻轻将对方的手肘提离地面，左右晃动对方的手臂数次，左右抖动对方的手腕数次。

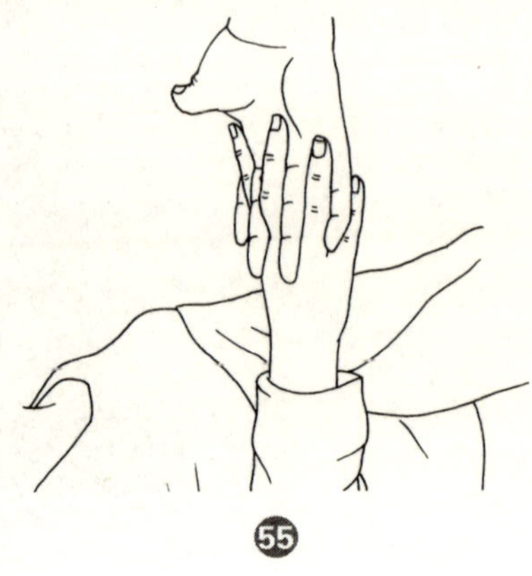

55

压按手臂

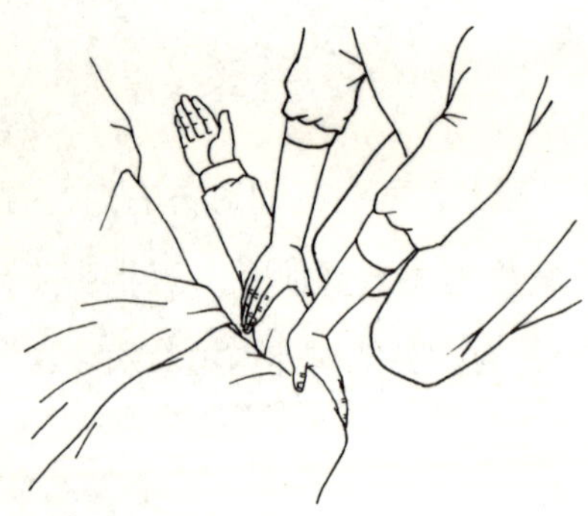

56 将对方右手轻轻放在其身体右侧的地面，手心向上。左手抚触在对方的肩部，右手轻轻压按对方肘窝。双手同时向对方身体的下方滑动。

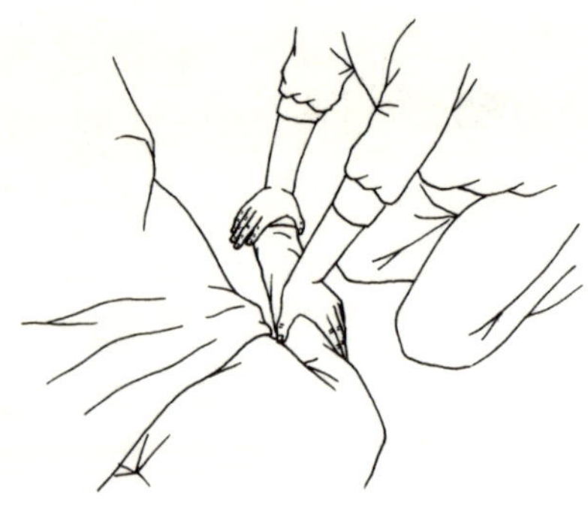

57 左手滑动至对方的肘窝，右手滑动至对方的手掌。压按手掌（尤其对方的手指尖部），观察对方呼吸并跟随数次，在对方吐气时慢慢移开双手。

换边重复 38 ~57

腿脚的按摩

滑推双腿

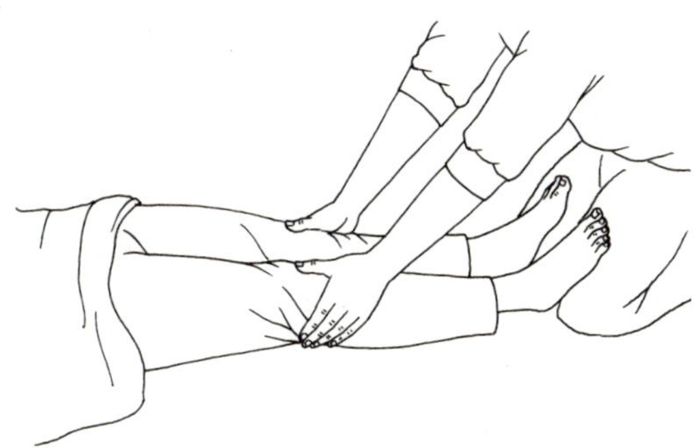

58 跪坐于对方双脚的前面，双手放在对方膝盖旁。

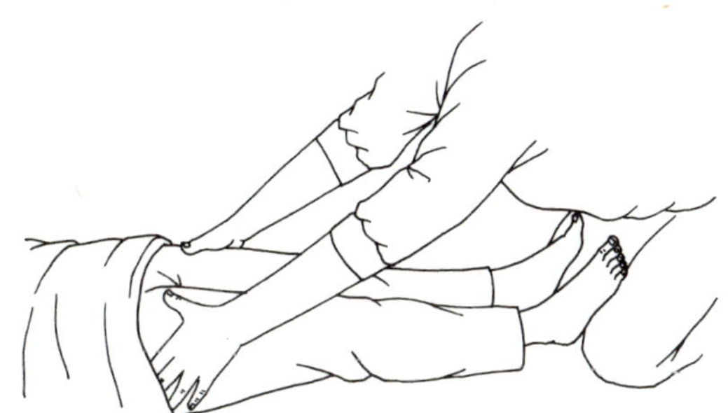

59 双手沿大腿外侧上滑至大腿根部。

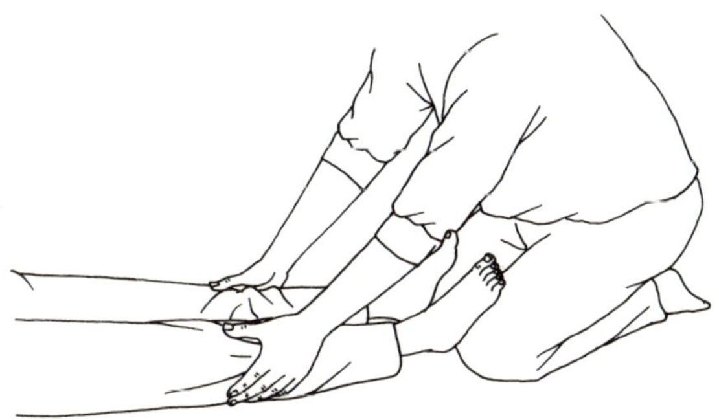

60 双手手掌紧贴住大腿，慢慢向下滑动到脚趾末端。

滑推大腿

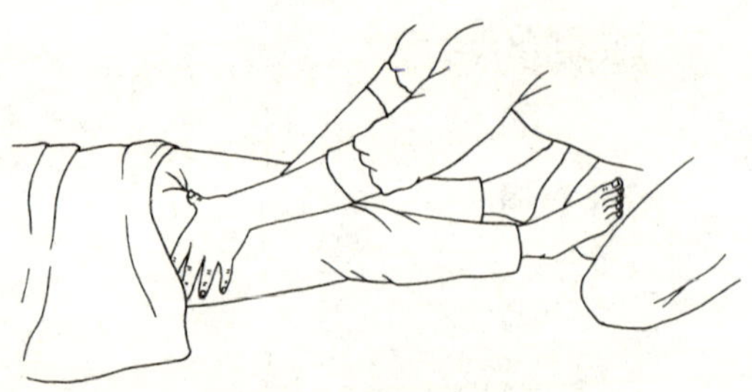

61 身体位于对方右脚的前面。双手置于对方膝盖关节旁，沿大腿两侧上至大腿根部。

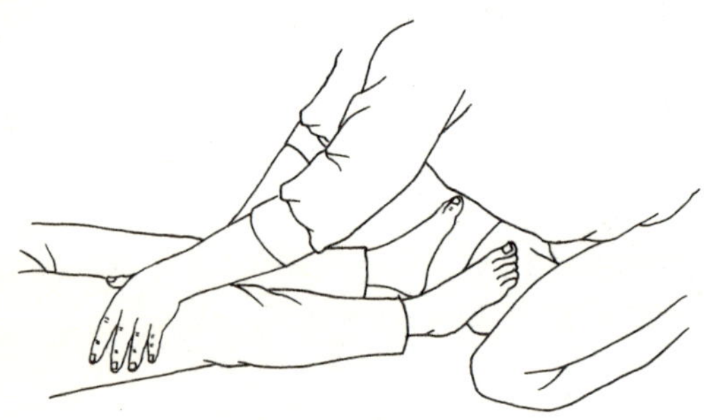

62 双掌贴住大腿，慢慢向下滑动到脚趾末端。

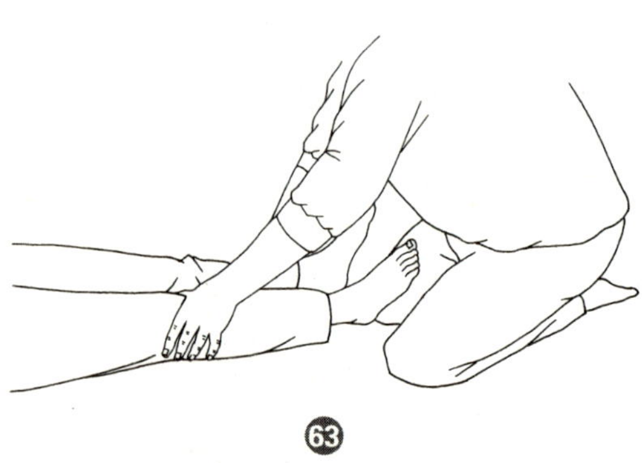

63

-○- 推揉大腿

跪坐于对方右边大腿旁。双掌贴住对方大腿，掌根在外，指尖在内。掌根和指腹用力，像揉面一样，揉动大腿肌肉。一面揉动，一面慢慢向膝盖移动。

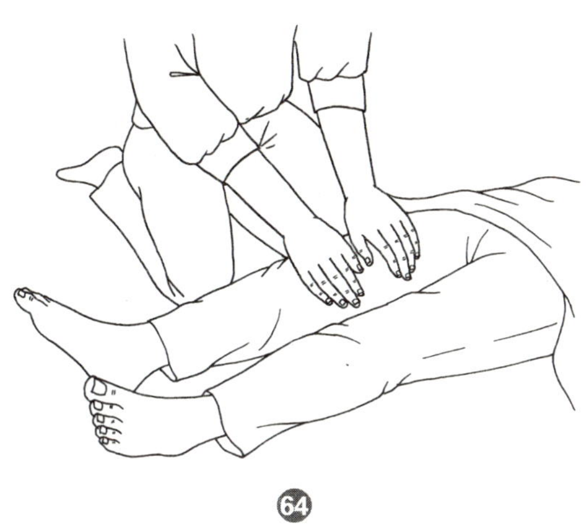

64

-○- 按揉膝盖骨

左手置于对方膝盖下，右手五指捏住对方膝眼（膝盖前方凹陷处）。左手五指上下轮流震动，右手捏住膝盖骨画圆并按揉。

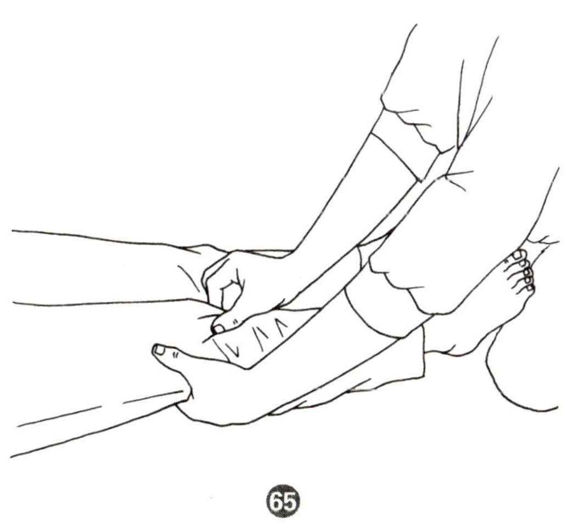

65

捏按小腿

双手握住小腿，拇指在外侧，其余四指在内侧，将对方小腿转正，脚尖朝上。双手手指交替捏按小腿腿肚的肌肉，来回数次。

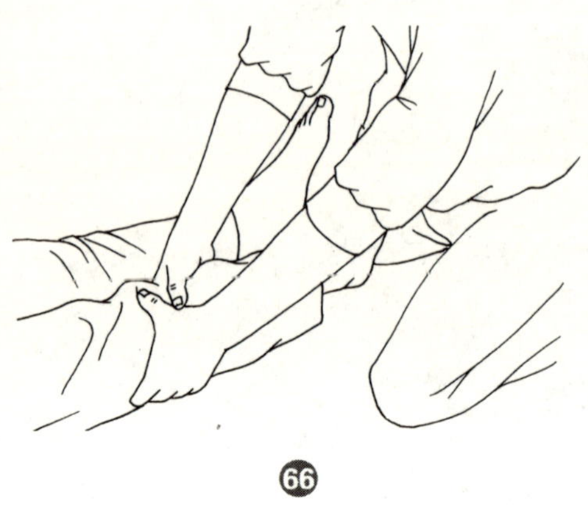

66

挤压脚掌

在对方右小腿旁，背对对方身体盘坐。将对方右腿小腿轻轻放在自己的大腿上。双手握住对方脚掌，拇指在其脚背，其余四指在脚心。双手轮流以抓放的手法，挤压整个脚掌和脚跟。

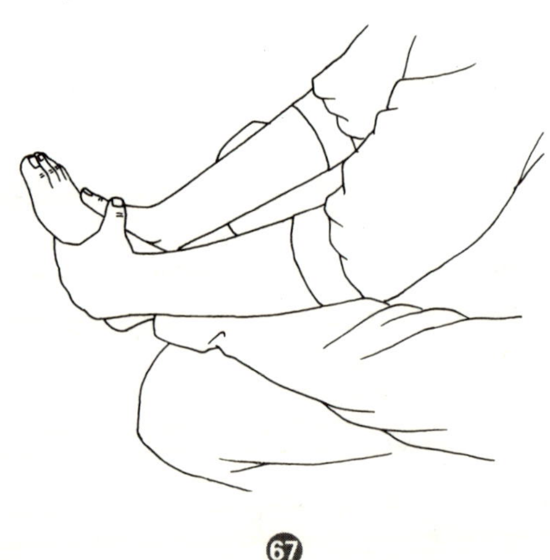

67

—○— 压按肌腱间隙

右手握住对方脚跟，脚尖朝上。用左手拇指指腹，从脚跟起沿着肌腱间隙向脚尖推去。依次做完四个肌腱间隙。

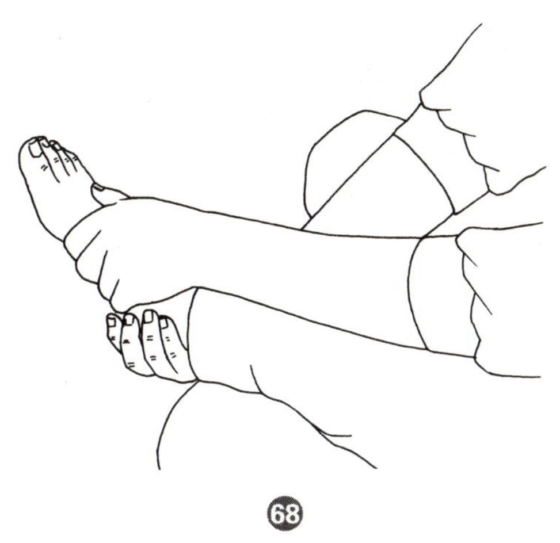

68

—○— 旋转脚趾

左手从上面握住对方五个脚趾，手指尖位于脚底的脚趾根部，右手握住脚掌。左手握住脚趾画圆，一圈比一圈大，同时右手慢慢滑到握住小腿近脚踝处。

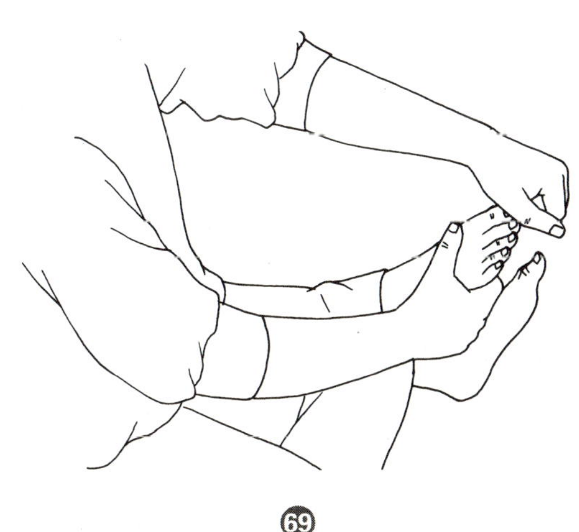

69

压按脚踝

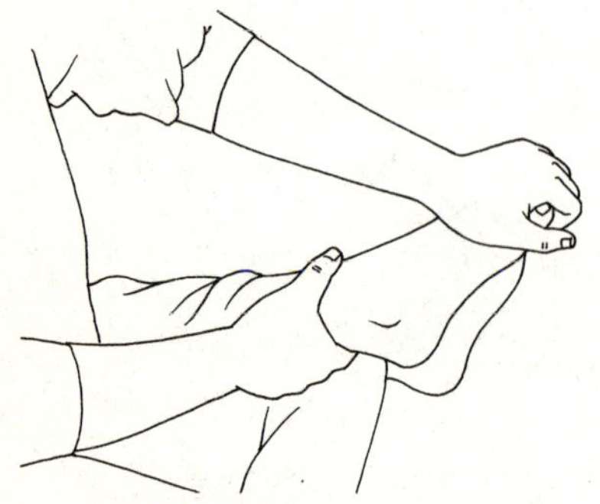

⑦⓪ 左手握住对方整个脚趾和脚掌,右手握住小腿近脚踝处。右手不动，左手向前压按脚掌，停留一会儿。

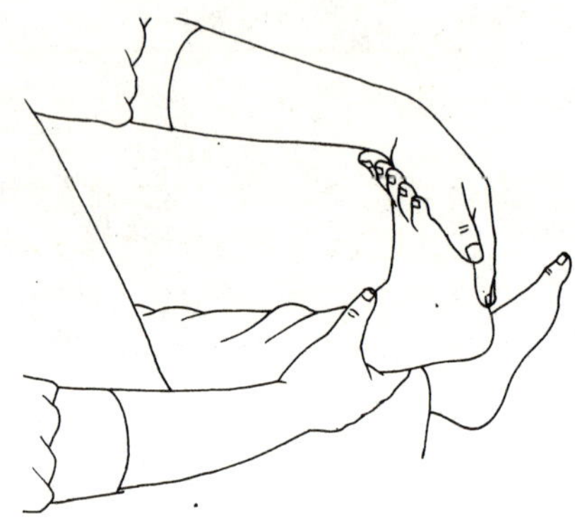

⑦① 左手贴住脚底，掌根置于其脚趾上，施力向自己的方向压按脚掌，停留一会儿。

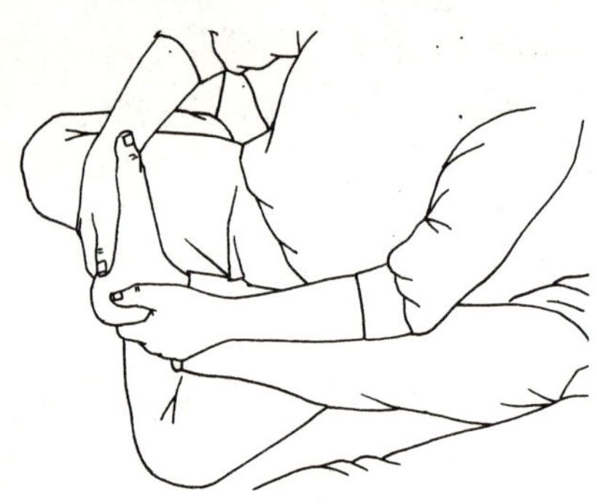

⑦② 换右手，从脚心握住脚掌外侧，左手握住对方小腿近脚踝处。左手不动，右手向对方的外侧压按脚掌，停留一会儿。

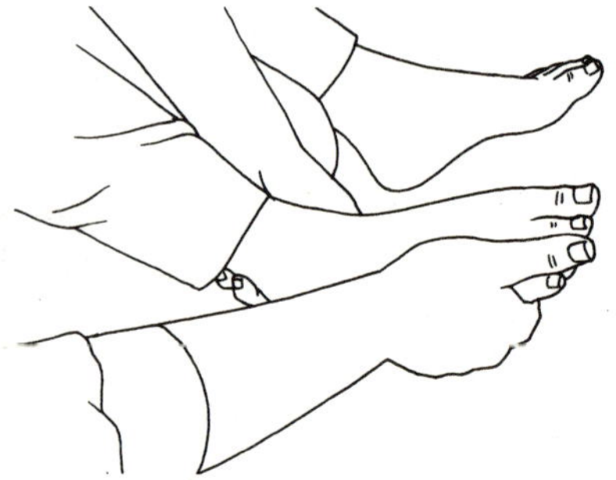

⑦③ 右手改为从脚背握住脚掌外侧，左手不动，右手向对方内侧压按脚掌，停留一会儿。

—○— 伸展髋关节

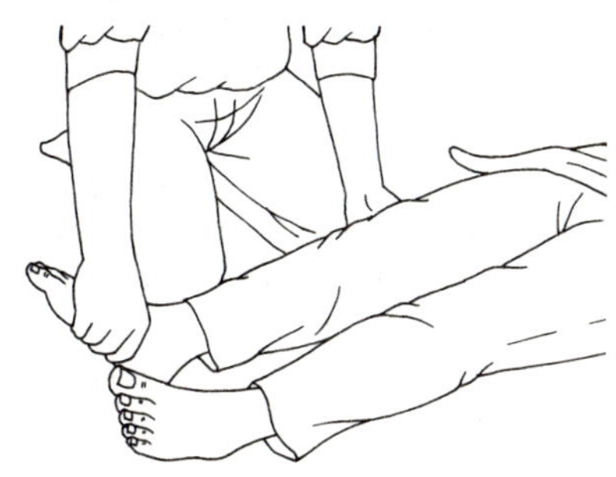

74 将对方右脚从自己的大腿上放归其正常位置，调整自己的身体使自己面对对方的右腿。左手手心向上，放在对方膝盖下，右手握住对方脚掌。

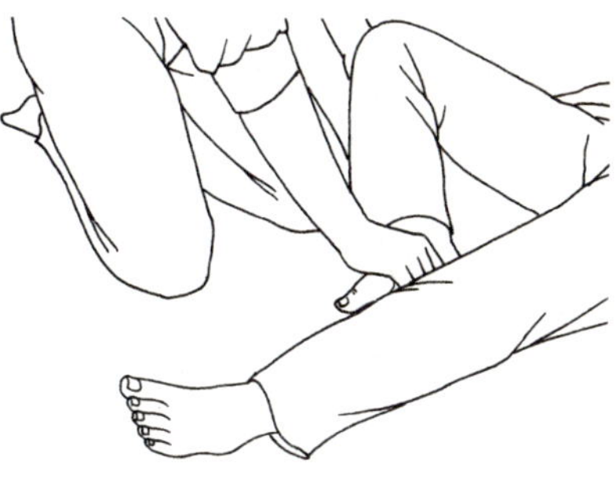

75 左手稍向上托，朝对方的外侧拉，右手顺势以对方的脚跟画弧，使其右脚弯到其左膝盖旁。

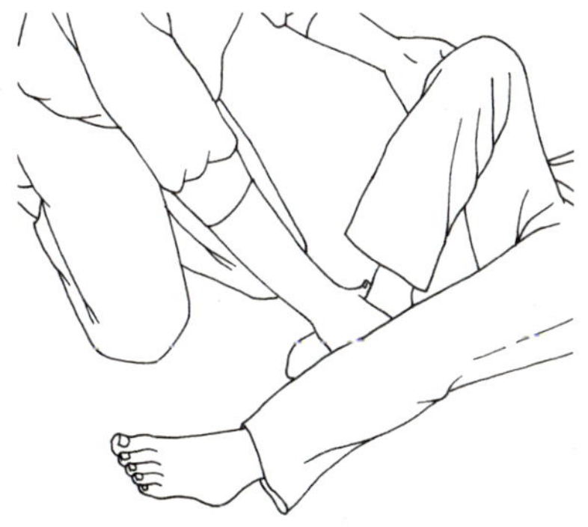

76 左手将其膝盖上抬，让对方的脚掌贴于地面。

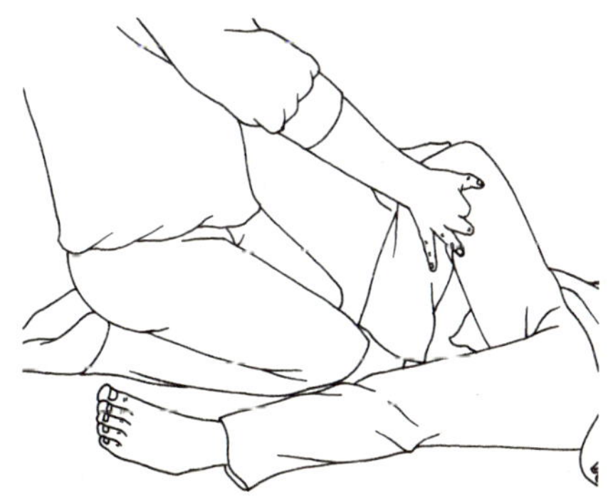

77 双手置于对方的膝盖下面，中指相对，握住膝盖。身体后仰，使两臂拉紧，再往后仰，使对方的腿部被拉紧，停留一会儿。再放松，重复数次。

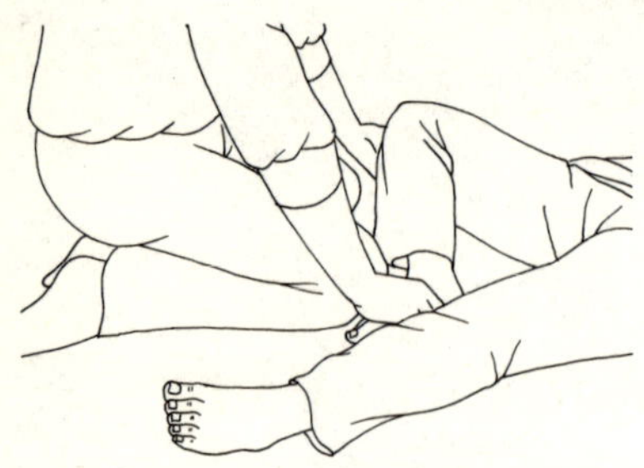

78 左手扶住对方膝盖朝外侧，使之倒下，右手握住脚掌，将其腿部拉直，恢复原位。

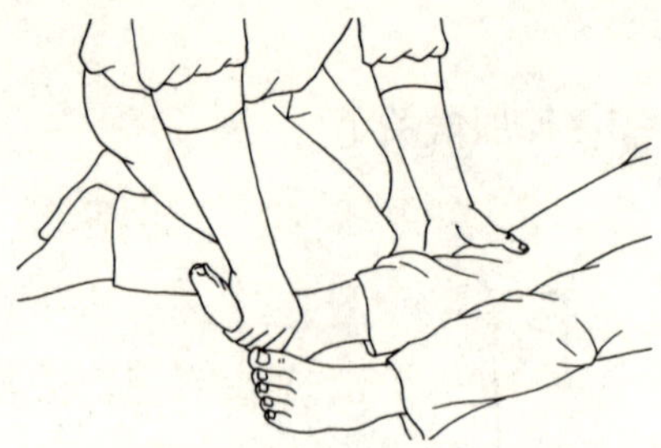

79 吐气时左手沿小腿滑至脚尖，双手慢慢离开。

换边重复 61～79

启动阳气的背部按摩

请对方站立，背对自己。如果双方身高相当的话，就直接开始，如对方身高高于自己，就要提前准备垫脚的物件，如小凳子等，最好使自己与对方高度相当或略高于对方。

调整呼吸，使自己与对方的呼吸同步，稍等一会儿。

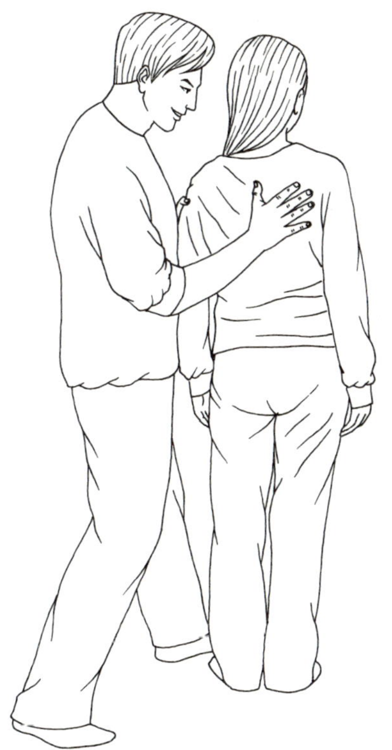

80 左手扶住对方左肩，用右手的掌根或鱼际，从对方的后发际开始，慢慢向下捋整条脊椎，一直到尾椎结束，动作慢而贴服，重复数次。

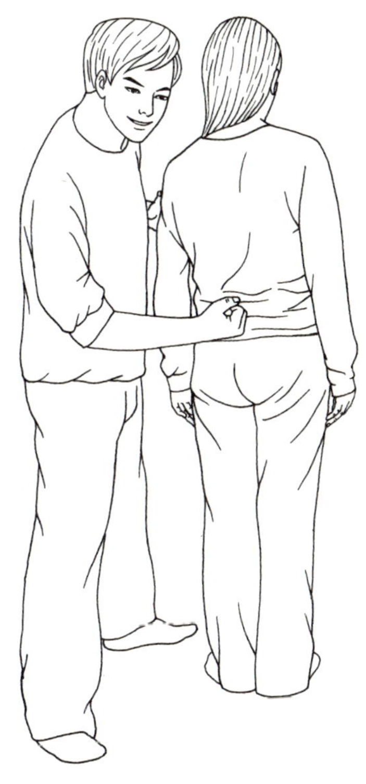

81 然后，左手放开，右手握成空心拳，用小指那面敲击对方尾椎骨，震动对方的脊椎。做七七四十九次。

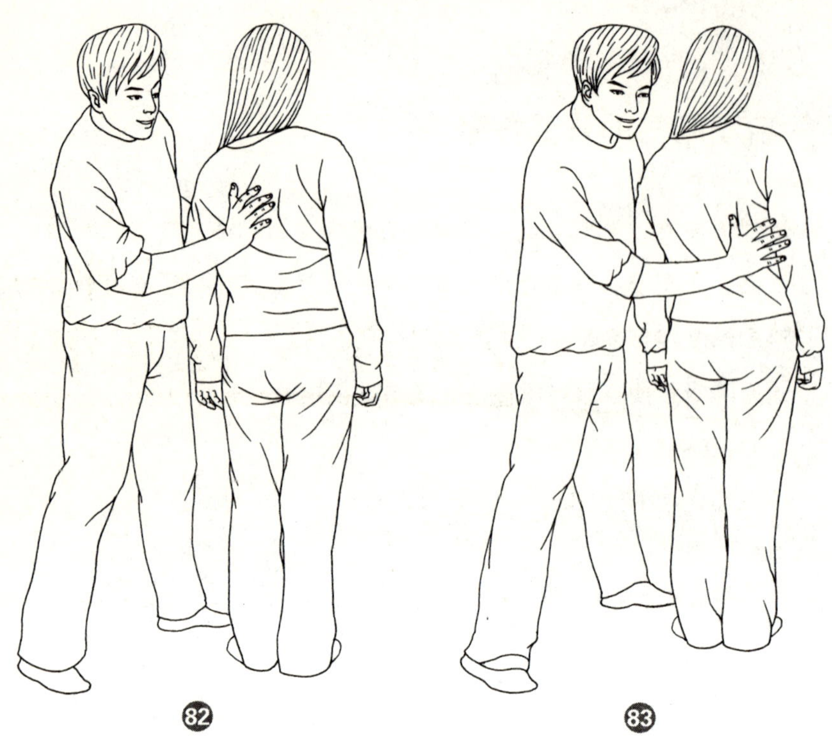

82 83

最后，左手扶住对方左肩，右手的掌根或鱼际，从对方的左面离脊柱两指处开始向下推，直至屁股结束，动作慢而贴服，重复数次。右面离脊柱两指处，再推，动作慢而贴服，重复数次。

跟随对方呼吸数次，全套按摩结束。

外一章
云林学步：走运中国

2009 年 10 月 12 日是个特别的日子，这一天是“云林学步”活动第一次推广的时间。

早晨七点，小雨打在车窗上，使这个日子增加了些许悬念。

好在，当我来到约定的活动地点——玄武门，已经有好几位“学生”等在那儿了。我的心才稍稍安定下来。雨居然也在不知不觉中停了，阳光从云层的缝隙中倾洒了出来，暖意就将人温柔地包裹了起来……

“程老师，我们都走了几十年路了，还有什么要学的？”

“我这几天腿疼，能不能走啊？”

“我们这么大年纪了，还走不走得动哦？！”

“老师，我的腰酸胀，‘云林学步’能不能对我有点帮助啊？”

……

我们常常说“走运”，就是因为所谓的“运气”和“走”真的有很大的关系。

所谓“运”，无论从哪个角度来说，都与一个人的脑力有必然的联系，不可否认的是，脑力强健，对事物的判断就会准确得多、与人相处就融洽得多、与社会接触就恰当得多……“运”自然就好。反之，一个糊涂而任性、武断的人，“运”也要相对差一点。

如果说，因为“云林学步”而小雨渐止是“走运”的话，那脑力的强健才是“走运”真正的内涵。

从中医的角度来说，人的脏腑分为心、肝、脾、肺、肾、大肠、小肠、膀胱、胆、胃、心包和三焦，就是没有单独把“脑”给划分出来。那么，“脑”在中医里归谁来说呢？答案是——肾！肾主骨、肾主髓。脑与脊髓相通，为“髓海”，所以，在中医里，有“补肾就是补脑”之说。

就经络来说，人对应于十二脏腑的十二正经，有六条分布于手，六条分布于脚。其中手上的六条经络，分别为心、心包、肺、大肠、三焦和小肠，其中，“肺为娇脏，最忌攻伐”、“心为君火（形而上）”、“心包为相火”、“三焦治气”……似乎都有点虚无缥缈，再结合脚上的六条经络来看，“肾为先天之本”、“脾（脾为后天之本）胃主血”、“肝为刚脏”、“膀胱经是人体排垃圾最大的管道”……锻炼腿脚对身体整体健康的重要性就不言而喻了。

当然，在锻炼腿脚的同时，强壮肾经，对脑力的强健，对“运”的强化就再正常不过了！

在对腿脚的锻炼上，和呼吸的道理一样，缓慢而坚定地的走，效果要好过节奏很快的跑和跳，而且也适合绝大多数人践行。

和平常的走路不同的是，“云林学步”强调放松地走、减少念头（减少能量的不必要的损耗）和收功（把散发出来的能量收归“我”用）……往往在很短的时间内就能取得显著的强健身体的作用。

在每天十多公里的行走训练中，第一圈下来，就有人反映原来手发麻的情况已经得到了改善。所有人都觉得很奇怪的是，走这么多路，一点都不累（把原来散发掉的能量收归身体内部，自然不累）。

外一章
云林学步: 走运中国

在连续三天的“云林学步”中，慢慢地，“身体自然地变得挺拔了”、“原来腿疼的好了”、“腰胀、腰痛的情况消失了”、“念头越来越少了，人变得安静了”、“腿脚变得有劲了”……是普遍的反应。

以强健肾经为先导，对身体整体状态的调节就这样简单、方便地展开了。

当然，在第一次的“云林学步”中，还真的发生了不少很“走运”的事：

记得那天是 14 号，行走的第三天，马绍艾阿姨在后面尖叫着抱住了一个同伴，跳着、笑着、说着，激动的情形引得大家都停了下来。

原来，1969 年，屯垦戍边，马阿姨在黄海边的农场，碰到了从省城一大医院下放到疗养院来的，另一位当年同样风华正茂的王婉贞（音）阿姨，因为脾气相投（马阿姨回忆说，当年条件很苦，很多人都在哭鼻子，而王阿姨却说：哭什么？人家能在这生活，我们也能！这一点深深吸引了马阿姨），两人自然成为了无话不谈的好朋友……1975 年，马阿姨回到部队，两人就断了联系。

没想到，在“云林行走”中，两人无意中闲聊，越聊越近，竟然在三十多年后，在这样的情况下重逢了。

马阿姨直说：“真的是‘走运’呢！”

限于篇幅，不能将“云林学步”的细节在这里交代得很清楚，主要是怕有所遗漏，反而贻害无穷。而“云林学步”即将以公益的形式广泛地推广，希望有更多热爱生活、热爱健康的朋友受益其中。

体验

我是一位糖尿病患者，本来一活动便全身酸痛，但这次经过3天的活动，每天早上起床都感觉比原来好，未觉得肌肉有酸痛，并且从第一天思想不能集中到现在已觉得能将意识集中在自己的脚底上。谢谢老师，我一定在学习班结束后坚持下去，早日使自己的身体好起来。再次谢谢老师的指导。

1938.12.8日生

邮编210016　学员：朱鸿飞

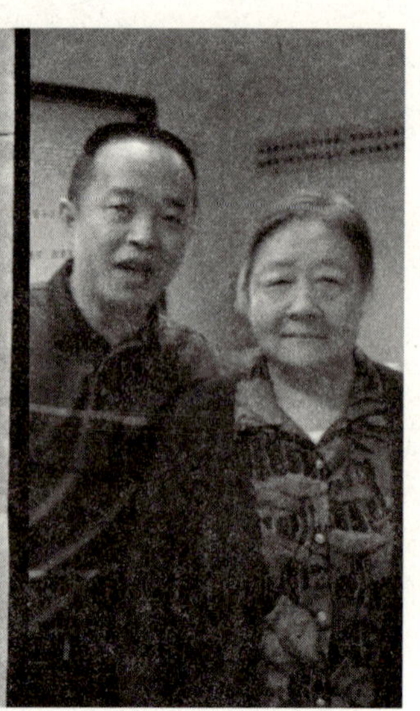

通过散步得到健康已蔚然成风了，但怎样才能真正得到健康呢？这次我参加了由东方糖尿病研究所组织的由陈云林老师带领我们学走路的活动，收益非浅啊！

原想，走路还有什么好教的呢？只要有腿有脚的人，都会走路的。通过陈老师三天的苦口婆心的教学，才知道要想通过走路得到健康大有学问。他教的方法易学、可行、有效。

十月二日因做事不小心扭伤了腰，经过贴膏药热浴扭伤的筋逐渐不太疼痛了，但继而出现的是酸痛尤其是站立、走路酸痛难忍，寸步难行，这次求教陈老师，他叫我正确地走路及走路后怎样收功，渐渐的不酸痛了。一个上午我走了三个小时，中午回家还做饭，下午睡了二小时的香香甜甜的觉。现在舒服多了。休息间隙陈老师还不厌其烦的回答这些老"小学生"的各种问，实令人感动

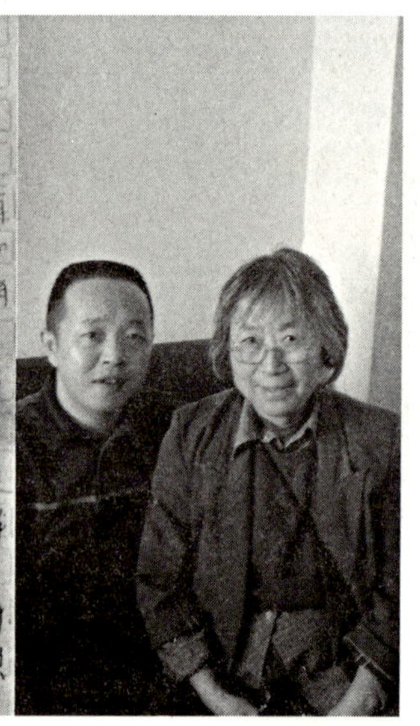

外一章
云林学步: 走运中国

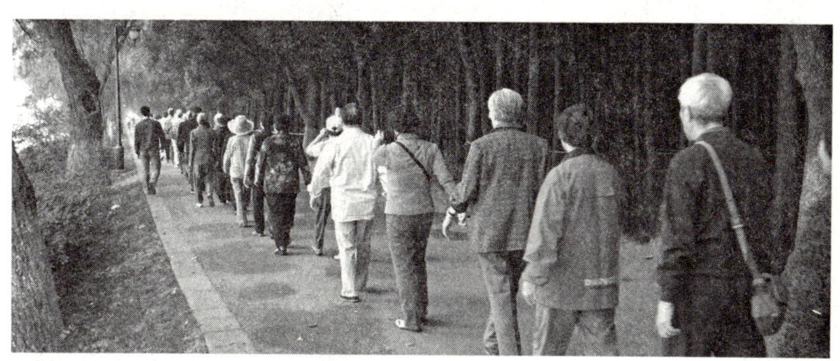

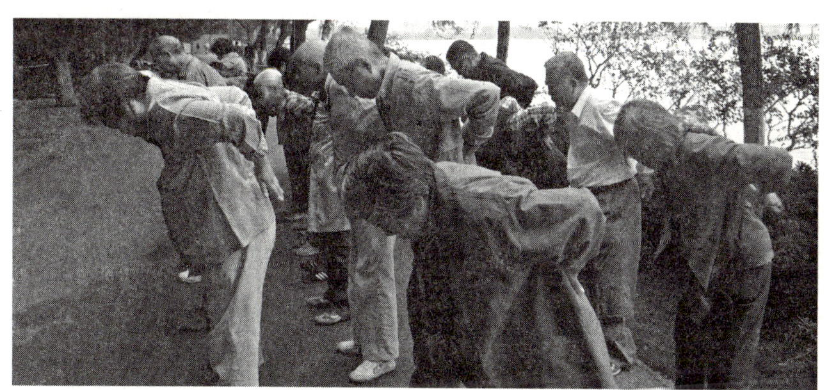

图书在版编目（CIP）数据

唤醒身体自愈的潜能 / 程云林著 . —南京:江苏文艺出版社，2010.1
ISBN 978-7-5399-3554-6

Ⅰ. ①唤…　Ⅱ. ①程…　Ⅲ. ①保健—基本知识　Ⅳ. ① R161

中国版本图书馆 CIP 数据核字（2010）第 007285 号

唤醒身体自愈的潜能

作　　者: 程云林
责任编辑: 刘　霁
特约编辑: 刘　丹　庄丹霞
版式设计: 风　筝
出版发行: 凤凰出版传媒集团
江苏文艺出版社　http://www.jswenyi.com
集团网址: 凤凰出版传媒网　http://www.ppm.cn
印　　刷: 北京市天竺颖华印刷厂
经　　销: 新华书店
开　　本: 787×1092　1/16
字　　数: 150 千字
印　　张: 13
版　　次: 2010 年 2 月第 1 版，2010 年 2 月第 1 次印刷
书　　号: ISBN 978-7-5399-3554-6
定　　价: 29.80 元